AF390838

AVIS

AUX MÈRES

QUI VEULENT NOURRIR.

AVIS
AUX MÈRES
QUI VEULENT NOURRIR
LEURS ENFANS.

Cinquième édition, revue et considérablement augmentée.

PAR LA CITOYENNE L. R.

A l'amour maternel la nature confie
Ces êtres imparfaits qui commencent la vie.
Saint-Lambert, les Saisons, chant I.

A PARIS,

Chez Théophile Barrois, Libraire,
rue Hautefeuille, n°. 22.

AN VII.

AUX MÈRES

QUI NOURRISSENT.

EN vous dédiant cette cinquième édition de mon ouvrage, recevez, tendres mères, les témoignages que je vous rends de mon estime, et jouissez du plaisir de posséder celle du public.

Je vois avec une grande satis-faction, que le nombre des femmes qui nourrissent leurs propres enfans augmente chaque jour, et que leur succès intéresse tous les honnêtes gens à qui ces petits élè-ves, dont l'extérieur annonce la force et la santé, causent beaucoup de joie. Quelle différence entre ce spectacle, et celui d'une multitude d'enfans en langueur, par la négligence des nourrices de la campagne !

Les soins que les mères qui nourrissent prennent de leurs enfans, rendent leur caractère plus aimable : l'intérét que l'on prend naturellement à leur conservation devient plus général, et leur père s'en occupe davantage ; en vous rendant plus mères, vous rendez tous les cœurs plus humains. Votre exemple encourage d'autres mères à vous imiter ; celles mémes qui ont cru ne pas pouvoir nourrir, mais qui sont tendres mères,

se repentent de ne l'avoir pas
fait.

Vous méritez des éloges pour
avoir su vous mettre au-dessus de
toutes les difficultés qui survien-
nent dans l'état de société, et pour
avoir senti d'avance quel avantage vous retireriez d'avoir banni
le préjugé qui s'opposoit à la marche de la nature.

Vous devez être bien satisfai-
tes d'avoir évité, en remplissant
vos devoirs, d'occasionner un
grand malheur, en causant la
mort ou la perte de la santé à
l'enfant, dont le vôtre auroit usur-
pé la nourriture naturelle, si vous
l'eussiez privé de la sienne.

Nous ne devons chérir notre existence que pour tâcher d'être utiles à nos semblables; et par l'usage abusif qui s'est introduit de louer une mère aux nouveaux-nés, il en résulte qu'ils causent en commençant la vie un malheur qui, quoiqu'ils en soient innocens, n'en est pas moins réel.

Si toutes les femmes vous imitoient, on ne verroit plus de ces mères injustes qui sacrifient à un vil intérêt, dont elles font rarement un bon usage, la vie ou la santé de leurs enfans.

Le mépris que cette conduite inspire quand on y réfléchit, de-

vroit suffire pour empêcher de con-
fier à des femmes de cette espèce
des êtres aussi précieux, et qui
ont tant de besoin des soins at-
tentifs et bien entendus, dont
une femme honnête est capable.

J'espère, qu'encouragées par
votre exemple, le nombre des
nourrices naturelles augmentera
encore ; que par conséquent celui
des autres diminuera, et qu'il
viendra un temps où l'humanité
ne sera plus affligée par les mal-
heurs que cause ce dérangement
dans l'ordre naturel.

Je me félicite d'avoir un peu
contribué à arracher quelques
victimes à l'erreur, et d'avoir

acquis par-là l'estime et l'amitié des personnes qui pensent que mon ouvrage leur a été utile. Je saisis avec empressement l'occasion de témoigner publiquement aux mères qui nourrissent, la considération dont je suis pénétrée pour elles.

AVERTISSEMENT.

Ce sont les difficultés qu'ont es-
suyées quelques femmes, en commençant à nourrir, qui m'ont dé-
terminée à écrire sur cette matière
intéressante. On verra qu'il est aisé
d'éviter ces difficultés; qu'en s'y
prenant bien, le succès est sûr, et
que l'on ne souffre point. Si les
femmes qui liront cet écrit veulent
en tirer quelque utilité, il faut
qu'elles le lisent plusieurs fois, et
qu'elles en saisissent bien le plan,
sans quoi il ne leur servira à rien.

J'ai remarqué qu'en général on
lit trop légèrement les ouvrages

dont on veut pratiquer les maximes. Pour ceux de pur agrément, une lecture suffit; mais on ne peut tirer aucun parti d'un ouvrage sérieux, que lorsqu'on le connoît bien. Une première lecture ne fait que satisfaire la curiosité; on comprend et on juge à la seconde; on retient quelque chose à la troisième.

Plusieurs femmes ont été très-contentes de la première édition de cet écrit, et n'en ont tiré aucune utilité, parce qu'elles l'avoient prêté dans le temps même qu'elles auroient eu besoin de le consulter : on ne le leur rendoit que lorsqu'il n'étoit plus temps d'y avoir recours; et ces femmes ont éprouvé des difficultés que, de leur aveu, elles auroient pu surmonter aisément, si elles avoient jeté les yeux sur l'écrit dans tous les cas qui les avoient embarrassées.

Il est étonnant que l'on soit obligé d'écrire pour indiquer la meilleure manière de réussir à nourrir. C'est une chose si naturelle et si aisée, que, si les mères étoient livrées à elles-mêmes, aux seules indications de la nature, et sur-tout sans conseils et sans systêmes, elles réussiroient sans peine et sans douleur. C'est donc moins pour dire ce qu'il faut faire dans les commencemens, que pour aver-

tir de ce qu'il faut éviter, que j'é-
cris.

J'ai observé les causes des difficultés qu'ont éprouvées plusieurs
mères en voulant remplir le devoir
si louable d'alaiter leurs enfans.
C'est l'intérêt que je prends à ces
dignes mères, à celles qui voudront
les imiter, et aux enfans, qui m'en-
gage à publier mes observations
et le résultat de mon expérience.
J'ai moi-même été victime, jusqu'à un certain point, des mauvais
conseils et des préjugés. J'aurois eu
bien de la peine de moins à ma
première nourriture, si j'eusse été
seule avec mon enfant, ou que
j'eusse su ce que je vais communi-

quer. Je n'ai pas la science des médecins, mais j'ai l'expérience-pratique. Je ne dirai rien dont je ne sois sûre : j'aime mieux ne pas dire tout ce qui est relatif à la première éducation des enfans, que de risquer d'induire quelqu'un en erreur.

Beaucoup de femmes savent aussi bien que moi une partie des choses que je vais dire ; mais comme toutes ne les savent pas, je n'ai pas cru devoir omettre les petits détails qui pourroient être utiles à celles qui ne sont pas encore au fait des enfans, et qui voudroient prendre le soin de les gouverner elles – mêmes. J'espère que l'on aura quelque confiance dans mon ouvrage, quand on saura qu'aucun intérêt particulier ne me détermine à le publier, et que je ne desire cette confiance que parce que je suis persuadée qu'elle contribuera à épargner bien des peines aux bonnes mères. Je me propose de les délivrer, par mon travail, de toutes les inquiétudes qui les tourmentent, lorsqu'on livre leurs enfans à des mains étrangères ; et je voudrois soustraire les nouveaux-nés aux dangers presque inévitables auxquels ils sont exposés dès qu'ils sont séparés de celles qui les mettent au monde.

Je vois avec plaisir que la plupart des mères desirent pouvoir nourrir leurs enfans ; qu'elles ne les livrent à des étrangères que par un funeste effet de l'usage et des préjugés ; que plusieurs, malgré les oppositions sans nombre qu'elles ont à combattre , savent braver toutes les difficultés , et méritent par-là le titre de vraies mères , en dépit du parti opposant , car la nourriture naturelle a un parti contre elle comme toutes les pratiques utiles.

Lorsque je donnai au public la première édition de mon ouvrage, j'ignorois la cause la plus forte des difficultés qu'on éprouve en voulant nourrir ses enfans. Je ne supposois pas qu'il y eût des ames assez inhumaines pour abuser de la confiance et de la crédulité des mères sans expérience ; et je croyois que quand on sauroit que le succès dépend de commencer à donner à teter le premier jour, tout iroit bien ; mais j'ai eu occasion de voir souvent depuis des effets cruels de la cabale et de la fausseté : j'en rapporterai quelques traits dans cet ouvrage, afin que l'on comprenne combien il est essentiel de se former son plan à soi-même, et ensuite de ne consulter, de n'écouter qui que ce soit, et sur-tout afin qu'on prenne la ferme résolution de ne point se laisser gouverner aveuglément.

On voit aisément la cause des oppositions.

La nourriture naturelle n'étant point dans la routine ordinaire des villes, on peut manquer sur ce point d'instruction ou de réflexion. On peut persuader à une femme qu'elle n'a pas de lait, ou lui laisser engorger le sein , en empêchant que l'enfant ne tete souvent, et en lui faisant prendre d'autre nourriture que le lait de la mère. Si on est de bonne foi, ce qui n'est pas aisé à savoir, on peut tout faire manquer en faisant par ignorance des choses qui nuisent. Ce que je dis n'a pour objet de nuire à personne ; je voudrois seulement empêcher qu'on ne nuisît, et engager à douter, puis à s'instruire. Il est essentiel que la mère se mette à portée de juger par elle-même de ce qu'il faut faire ou éviter. J'en présente les moyens, et je soutiens que les femmes qui se gouverneront exactement d'après le plan que donne, réussiront dès le premier jour sans souffrir ; que si elles éprouvent quelques difficultés, ce sera faute d'avoir exécuté exactement ce qui est indiqué dans cet ouvrage, ou pour s'être laissé tromper sur quelque point.

Je dois prévenir ici que je répète exprès, dans le cours de mon ouvrage, des détails que je crois nécessaires pour bien mettre les femmes qui voudront nourrir en état de se conduire elles-mêmes. Il faut rappeler souvent les vérités utiles, sur-tout lorsqu'elles doivent remplacer des préjugés dangereux et des routines aveugles. Les personnes le plus au fait de la nourriture naturelle, et le mieux intentionnées, ne pourroient être sûres du succès des femmes qu'elles gouverneroient, si celles-ci ne voyoient elles-mêmes ce qu'elles doivent faire. Il faudroit rester assidument nuit et jour auprès de celles qui seroient incertaines de la marche, toute simple qu'elle est, que l'on doit tenir en nourrissant. L'effet des bons conseils peut être détruit en peu de temps pendant l'absence de la personne qui les auroit donnés. J'ai éprouvé ces désagrémens avec plusieurs femmes de mes amies, qui m'avoient priée de les aller voir pendant leurs couches, et chez lesquelles le vif intérêt que je prends à la nourriture maternelle me portoit avec zèle. Ainsi ne pouvant être assidument auprès d'une femme qui nourrit, ma présence momentanée lui seroit fort inutile, si elle ne se mettoit pas bien dans la tête ce qu'elle doit faire pour le succès de son entreprise. On ne fait bien que ce que l'on sait bien faire soi-même. Je ne peux donc trop exhorter les femmes qui voudront nourrir leurs enfans à se mettre en état de se passer de toute espèce de conseils.

Il y a eu un accoucheur en réputation, qui a causé bien des maux à plusieurs femmes qu'il a voulu diriger. L'une d'elles a souffert assez pour renoncer à son entreprise. Elle n'avoit commencé que le troisième jour de son accouchement, conformément à la décision de cet accoucheur. Une autre n'a réussi qu'après bien des peines. Une autre a eu des abcès au sein, par l'engorgement du lait, quoiqu'il lui eût dit quelques jours avant qu'elle n'avoit point de lait. J'étois affligée que sa mal-adresse fût si funeste aux femmes qui le consultoient. Mais lorsque j'ai sû qu'il racontoit lui-même dans les maisons les accidens de ces dames comme une suite nécessaire de l'entreprise de nourrir , et sans doute pour effrayer les esprits , je me suis promis d'en parler , afin que l'on se garantisse de pareils hommes.

On verra dans l'ouvrage que l'exemple de ces accidens ne doit point décourager , puisqu'ils n'arrivent jamais que par la faute de quelqu'un , et qu'il est très-aisé de les éviter. Il ne faut pas conclure qu'une chose n'est pas avantageuse, parce qu'elle n'a pas toujours réussi, lorsqu'on apperçoit qu'on n'a pas fait ce qu'on auroit dû faire.

Malgré toutes les oppositions que l'on rencontre à nourrir ses enfans, il y a beaucoup de dames qui se livrent à ce devoir avec plaisir, qui obtiennent le plus heureux succès, et dont les enfans font la félicité. J'ai eu la satisfaction de voir que la première édition de mon écrit a été utile à plusieurs personnes, et que les médecins en ont été contens. Quelques-uns d'entr'eux m'ont engagée à donner au public les nouvelles observations que les circonstances m'ont mise à portée de faire. M. Tissot, auteur de plusieurs ouvrages rem-

plis d'excellentes et utiles observations , m'a fait l'honneur de
m'écrire une lettre qu'il me permet d'insérer ici ; et je le fais,
moins à cause des choses obligean-
tes qu'il veut bien me dire, que
parce qu'elle est faite pour augmenter la confiance du public dans
mes observations.

LETTRE DE M. TISSOT,

MÉDECIN A LAUSANNE,

A l'auteur de l'Avis aux Mères qui veulent nourrir.

Lausanne, 22 novembre 1767.

«Madame,

» J'ai reçu avec bien de la reconnois-
» sance, et lu avec bien du plaisir vos
» excellens *Avis aux mères qui veulent
» nourrir*. Ils ne renferment pas un pré-
» cepte qui ne soit fondé en raison, et
» dont un grand nombre d'observations
» ne m'ait prouvé l'utilité ; je ne connois
» pas d'ouvrage qui puisse faire autant de
» bien ; et il en fera d'autant plus, qu'é-
» tant l'ouvrage d'une femme respectable,

B 2

» qui ne dit que ce qu'elle a fait et ce
» qu'elle a vu, on lui donnera une con-
» fiance qu'on a rarement pour les ouvra-
» ges des médecins. M. de Fourcroy, éta-
» bli actuellement à Clermont en Beau-
» voisis, m'avoit demandé, depuis peu,
» des directions pour un fils nouveau-né
» que madame nourrit, et qu'il veut éle-
» ver dans la bonne méthode : pour toute
» direction, je viens de lui conseiller de
» vous lire, et c'est la meilleure que je
» puisse lui donner. Vous avez rendu
» un service à l'humanité en écrivant.
» Toutes les personnes sensées en juge-
» ront ainsi ; mais personne ne le sentira
» plus vivement que moi. Recevez-en
» l'assurance et celle de, &c. »

La Faculté de Médecine de Paris ayant nommé MM. BERNARD, DUBOURG, GENTIL, D'ARCET, pour examiner l'AVIS AUX MÈRES QUI VEULENT NOURRIR, etc. ils en ont fait le rapport suivant.

MONSIEUR LE DOYEN, MESSIEURS,

Nous avons lu un ouvrage qui a pour titre : *Avis aux mères qui voulent nourrir,* dont madame Le Rebours, qui en est auteur, se propose de donner une nouvelle édition ; nous y avons porté toute l'attention que mérite la confiance que la faculté a bien voulu avoir en nous, en le soumettant à notre examen. Tous les principes qu'il contient sont conformes à la plus saine physiologie. Dans tous les temps, les médecins ont recommandé aux mères de nourrir elles-mêmes leurs enfaus; nos écoles ont cent fois publié les avantages qui en résultent pour les unes et pour les autres : mais madame Le Rebours est peut-être la première qui ait prouvé par des raisons claires et évidentes, qu'il faut qu'une mère donne à teter au nouveau-né le plutôt possible après sa naissance. Elle se débarrasse par-là d'une liqueur qui pourroit devenir aussi pernicieuse pour elle, qu'elle est salutaire à celui pour lequel la nature l'a destinée.

Nous pensons donc qu'il est à souhaiter que cet ouvrage se répande de plus en plus dans le public, et que toutes les mères s'y conforment exactement. Par-là elles s'éviteront bien des maux, et conserveront à l'état bien des sujets, qui sont les victimes de la méthode qu'on n'est que trop dans l'usage de suivre.

A Paris, ce 20 janvier 1770; et ont signé, BERNARD, DUBOURG, GENTIL, D'ARCET.

Je certifie la présente copie conforme à l'original que j'ai entre les mains ; ce 27 janvier 1770.

LE THIEULLIER, *doyen.*

CERTIFICAT de M. le doyen de la Faculté de médecine de Paris.

LE samedi, 20 janvier 1770, la Faculté de médecine de Paris, assemblée dans les écoles supérieures, a entendu le rapport de MM. les commissaires qu'elle avoit nommés pour examiner un manuscrit qui a pour titre : *Avis aux mères qui veulent nourrir,* par madame Le Rebours. Cet ouvrage, qui est le fruit de son expérience et de ses observations sur un sujet aussi intéressant pour l'humanité, a été regardé unanimement comme très-utile, propre à encourager la tendresse des mères pour leurs enfans, et à leur communiquer le goût de se livrer à une pratique dont l'auteur a si bien développé les avantages.

L. P. F. R. LE THIEULLIER, *doyen.*

AVIS

AUX MÈRES

QUI VEULENT NOURRIR.

ARTICLE PREMIER.

L'usage de mettre les enfans en nourrice, est une cause de dépopulation.

En suivant l'impulsion de la nature, on ne privera pas les enfans de la campagne du lait de leurs mères ; c'est-à-dire, de la seule nourriture qui leur convienne. L'usage de mettre les enfans en nourrice s'est introduit insensiblement dans toutes les villes de province; il s'est même établi jusque dans les campagnes. Quel renversement de l'ordre ! Il meurt une grande quantité de ces enfans mis en nourrice, soit parce qu'ils sont privés brusquement de la nourriture qui avoit formé leur première organisation, soit par une suite de l'ignorance ou de la négligence des personnes qui les gouvernent. Un grand nombre de frères ou de sœurs de lait (sans parler de ceux qui restent languissans), meurent aussi. Les nourrices font moins d'enfans en nourrissant des étrangers après ceux qui leur appartiennent.

Lorsqu'elles sont bien payées, elles donnent quelquefois leurs enfans à une autre nourrice; et par ces tripotages, voilà trois mères et trois enfans déplacés. Souvent l'important nourrisson tourne mal; l'enfant de la nourrice bien payée s'accommode peu d'un changement de lait; et celui de la seconde nourrice périt pour faire place aux deux autres victimes.

Bien des gens s'embarrassent fort peu du tort qu'ils font aux enfans des nourrices; mais il n'est pas moins vrai, que de les mettre dans le cas de ne pas nourrir leurs enfans comme il conviendroit, c'est une cause considérable de dépopulation, et par conséquent un mal public. Les habitans de la campagne sont cependant bien précieux; et sans les peines qu'ils se donnent, les habitans des villes n'auroient pas si bon temps.

Les femmes de province ont la folie de vouloir imiter celles des grandes villes, et communément elles n'en prennent que les ridicules et les défauts. Il a été du bon ton, dans les grandes villes, d'étouffer les sentimens inspirés par la nature, et on a pris ce ton dans les moyennes, puis même dans les petites. Comment est-il possible que le devoir si essentiel de nourrir ses enfans, ait été assujéti à l'empire de la mode? A présent, que l'on a ouvert les yeux sur cet objet, et que le plus grand nombre commence à sentir qu'il est inhumain de mettre ses enfans en nourrice, je ne conseille pas aux *élégantes* de se vanter tout haut de leur éloignement pour leur premier devoir, si elles font encore un peu de cas de l'estime publique.

Si c'étoit la mode que chaque femme gardât ses enfans, et qu'une mère allât s'aviser d'abandonner les siens aux soins d'une autre, toutes ses voisines parleroient mal d'elle, et la regarderoient, avec raison, comme une femme dénaturée.

Cependant elle seroit encore moins blâmable alors, qu'elle ne l'est à présent, qu'on a l'expérience trop multipliée des accidens funestes qui arrivent aux enfans par la négligence et l'ignorance des nourrices. Il est humiliant pour l'humanité de voir qu'il n'y a que la misère qui force les pauvres à garder leurs enfans. On a vu des fermières de campagne mettre leurs enfans en nourrice, lorsqu'elles étoient à leur aise, tandis qu'elles avoient du monde pour les aider, et toutes sortes de facilités pour élever leurs nouveaux-nés.

On a toujours une quantité de raisons à alléguer pour se dispenser de nourrir. Le mari, dit-on, ne veut pas ; il faut qu'il dorme. S'il est si délicat, qu'il couche dans une autre chambre. A-t-il droit d'arracher un enfant des bras de sa mère dès sa naissance ? C'est peut-être là le seul cas où une femme ait droit d'agir contre la volonté de son mari ; à moins qu'il ne soit incapable de raisonner, et dénué de sensibilité, il ne peut pas savoir mauvais gré à sa femme de nourrir son enfant ; et je soutiens que, pour peu qu'il soit susceptible de sentiment, loin d'être fâché de l'entreprise de sa femme, il l'en aimera davantage, et regardera, en peu de temps, avec intérêt, un enfant qu'il vouloit proscrire d'abord. Je soutiens encore qu'il supportera sans peine les prétendues incommodités de la nourriture naturelle ; quelque

répugnance qu'il ait eue pour elle auparavant.

Un homme, de quelqu'état qu'il
soit, est heureux d'avoir une femme
qui sache braver les prétendus désagrémens attachés à son état de
mère, pour remplir ses premiers devoirs. Si les femmes avoient véritablement envie de nourrir, elles sau-
roient bien trouver les moyens de
réussir. Elles ne pourroient pas faire
un meilleur usage de la finesse qu'ou
prétend naturelle à leur sexe. On est
bien fort, quand la fin qu'on se propose est louable ; et la femme la plus
complaisante d'ailleurs, doit avoir de
la fermeté dans cette occasion. On
doit faire le bien en dépit des préjugés et des hommes injustes.

Je ne conseillerois pas à une femme, qui sauroit son mari opposé à

son dessein de nourrir, de disputer
avec lui sur cet objet pendant toute
sa grossesse. Mais un moyen bien sûr
de réussir, est de ne faire part de son
projet à qui que ce soit au monde ;
et lorsqu'elle est accouchée, de prendre le premier moment qu'elle pourra
saisir pour donner à teter à son enfant, comme si elle venoit de s'en
aviser dans l'instant. Il n'y a point de
mari assez barbare pour exposer sa
femme à périr en lui ôtant son enfant de force ; et, si elle le connois-
soit d'un caractère à se livrer à cet
excès de férocité, il faudroit qu'elle
prévînt quelqu'un capable de lui en
imposer assez pour le contenir. J'indique ce moyen, seulement pour
prouver que les raisons des mères
paresseuses ne valent rien, et qu'elles sauront vaincre les difficultés

quand elles le voudront sérieuse-
ment.

D'autres femmes disent qu'elles
sont trop délicates. Eh bien ! qu'elles
nourrissent pour rétablir leur santé.

Si la nourriture naturelle ne rétablit pas la femme la plus délicate,
celle dont la poitrine même est la
plus foible, rien ne sera capable de
lui rendre la santé. Si l'on cite des
femmes qui sont mortes en nourrissant, ou à la suite d'une nourriture,
c'est qu'elles étoient attaquées de maladies qui les auroient conduites plutôt au tombeau, si elles avoient encore éprouvé les suites d'un lait presque toujours mal détourné.

Où a-t-on pris qu'on altère sa santé
en nourrissant? Il n'y a rien à cela
que de naturel ; et faute de suivre le
vœu de la nature à cet égard, une

femme délicate périt. Quand reviendra-t-on de tant de préjugés meurtriers? Si une femme est si délicate, comment soutiendra-t-elle tout ce qu'il faut qu'elle fasse pour détourner son lait? Le lit, la diète, les sueurs et la privation d'air, la réduiront à la plus grande foiblesse. Malgré toutes les précautions qu'il faut prendre pour détourner le lait, s'il lui en reste, comme il arrive presque toujours, comment en soutiendra-t-elle les ravages dans son corps? Toute femme qui a la force de mener un enfant à terme, a celle de le nourrir.

Le peu d'attention que l'on fait aux accidens causés par le lait, est aussi étonnant que l'indifférence que l'on a pour ses pauvres petits enfans. Si la foiblesse de vos enfans, si le besoin absolu qu'ils ont de vos soins, et de l'aliment que la nature leur a préparé dans votre sein, ne vous touchent pas, que votre propre intérêt du moins vous fasse prendre un parti auquel le seul instinct vous auroit portées, si vous n'étiez pas arrêtées par des préjugés qui suspendent et qui étouffent votre sensibilité naturelle.

Les accidens causés par le lait sont fréquens et terribles; et les personnes en état d'avoir les secours les meilleurs et les plus prompts, n'en sont pas plus à l'abri que les autres. Nous en avons eu la triste preuve dans la perte de plusieurs femmes riches qui sont mortes en couche. Il seroit bien à souhaiter que les enfans destinés à jouer un grand rôle dans le monde, fussent nourris par les seules personnes dignes de remplir celle fonction essentielle. Ils ont autant besoin que qui que ce soit d'avoir un bon tempérament, et plus que tout autre, d'avoir un heureux caractère. Si leurs mères se mettoient à nourrir, leur exemple produiroit les plus heureux effets, et entraîneroit bientôt toutes les autres à remplir ce devoir important.

Mais revenons aux accidens causés par le lait. On voit des femmes qui en restent impotentes, d'autres qui en sont très-défigurées ; celles-là deviennent folles ; celles-ci sont remplies de dépôts qui les couvrent de plaies dégoûtantes et douloureuses. Je crois que si l'on cherchoit les causes de la quantité prodigieuse de personnes pulmoniques que l'on voit, sur-tout dans les grandes villes, on trouveroit que la principale vient de ce que les unes ont été mal nourries, et que les autres ont eu leur lait mal détourné.

Les femmes, délicates ou non, sont quittes à meilleur marché en nourrissant, qu'en cherchant à détourner leur lait. Elles sont exemptes, pendant la plus grande partie du temps de leur nourriture, de l'évacuation périodique qui les fatigue tous les mois, ou d'une autre grossesse qui les fatigueroit encore davantage. Les femmes qui font des enfans tous les ans, ne sont-elles pas bien avancées de prendre des nourrices pour avoir, disent-elles, du repos, et de devenir grosses lorsque leur corps n'est pas encore refait? En nourrissant long-temps, on fait moins d'enfans, et il en reste davantage.

Loin de contribuer à augmenter la population, lorsqu'on accouche tous les ans, on y nuit au contraire, parce que beaucoup de ces enfans-là ne s'élèvent pas, et qu'ils sont cause encore qu'un très-grand nombre de ceux des nourrices périssent aussi. Il y a quelques exceptions; mais elles sont rares. Selon la marche de la nature, les femmes n'auroient des enfans que tous les deux ou trois ans au plus; dans l'espace de temps qu'elles sont fécondes, elles auroient encore le temps de faire dix ou douze enfans bien constitués. Croit-on que la population y perdroit?

Ce n'est pas pour donner de la peine aux mères que je leur conseille de nourrir; c'est au contraire pour leur en épargner; c'est parce que je les plains des maux auxquels elles sont exposées et sujettes, tant pour elles que pour les enfans, que je leur présente des moyens sûrs de les éviter; c'est pour les faire jouir d'une bonne santé; pour qu'elles rentrent sous les loix bienfaisantes de la nature, et pour qu'elles deviennent mères dans toute l'étendue du mot.

En nourrissant, on est dédommagée des peines que l'on prend, par le plaisir qu'on a de voir croître sous ses yeux un enfant fort, qui s'attache, et qui presse avec ses petits bras sa tendre mère ; on est exempte des inquiétudes indicibles qu'ont les bonnes mères lorsque leurs enfans sont en nourrice.

Les petits enfans ne donnent pas beaucoup de peine, lorsqu'ils sont bien gouvernés ; ils ne sont point criailleurs, quand ils ne souffrent pas.

Il n'y a rien de si intéressant, que d'observer et de jouir de tous leurs petits développemens.

La nécessité où une femme seroit de faire quelque voyage, peu de temps après son accouchement, ne seroit point un obstacle à ce qu'elle nourrît. On peut tout aussi bien mener un enfant en voyage, que des animaux dont on se fait suivre partout pour son plaisir. Je ne vois pas non plus pourquoi l'on auroit honte de se faire suivre d'un enfant dans les maisons où l'on va, lorsqu'on y mène un chien, qui est fort importun par son odeur forte, par ses aboiemens, et par le dégât qu'il fait souvent.

Beaucoup de femmes ne peuvent pas nourrir, dit-on, parce que leurs occupations, leurs talens, leur commerce, leur métier, les en empêchent.

On trouve souvent des choses impossibles à faire, qui deviendroient très-aisées si l'on vouloit véritablement les entreprendre. Il n'y a point de femme, si occupée qu'elle soit, qui ne puisse sacrifier à un enfant un quart-d'heure de temps en temps dans le courant de la journée pour lui donner à teter. Elle peut employer deux heures de suite à ses occupations, soit dans le commerce, soit dans un art, ou un métier. Ce quart-d'heure de temps en temps suffit pour nourrir.

La méthode suivant laquelle une femme veut que son enfant soit gouverné étant une fois donnée, elle peut y avoir l'œil tout en s'occupant. Il ne s'agit donc que d'avoir une personne chez soi qui soit principalement destinée à soigner l'enfant: cette

personne ne coûtera pas plus qu'une
nourrice, à laquelle on n'a jamais fini
de donner. On a beaucoup de peine
à contenter les mères factices et em-
pruntées. Quand cette domestique
coûteroit un peu plus qu'une nourrice, elle peut être utile à la maison
pendant que l'enfant dort ou qu'il
s'amuse, et pendant les soirées.

Lorsqu'on est logé auprès d'un endroit bien aéré, on peut y placer
l'enfant, de manière qu'il joue seul
tandis que l'on travaille auprès de
lui. Pendant qu'un enfant prend l'air,
et il faut qu'il le prenne souvent, la
mère a le temps de vaquer à ses affaires. On peut se faire porter son
enfant par-tout pour lui donner à
teter, et le faire disparoître lorsqu'il
gêne. On vient à bout de choses plus
difficiles que tout cela; il n'y a que

façon de s'arranger. Je suis bien sûre que la mère préférera souvent la compagnie de son enfant aux prétendus plaisirs bruyans des grandes *cohues :* c'est en nourrissant qu'on s'apperçoit qu'on est mère. Les femmes qui n'auroient pas le moyen de prendre une personne à gages pour les seconder, pourroient, avec ce qu'elles donneroient à une nourrice, avoir une femme au mois pour promener l'enfant et aider dans le ménage. Je me doute bien qu'on aura l'esprit de trouver, sans mon secours, tous ces moyens, si l'on veut nourrir ; je n'en parle que pour faire voir qu'on les a, et qu'ils sont aisés à mettre en pratique. Toutes les mères, ou presque toutes, peuvent nourrir. Je ne vois guère que deux espèces de femmes qui soient absolument dans l'impossibilité de nourrir; ce sont celles qui ont des états qui les assujétissent auprès des malades, et celles qui sont en service.

Il y a des femmes qui ne veulent pas nourrir, parce qu'elles ont d'autres enfans pour qui elles n'ont pas pris ce soin; elles craignent, disent-elles, de préférer les derniers aux premiers. Cette délicatesse est louable; mais elle ne doit pas arrêter. Il seroit fâcheux qu'on s'abstînt de faire le bien, parce qu'on ne l'a pas toujours fait. En supposant que l'enfant nourri par sa mère soit préféré aux autres, étant le plus jeune et le plus foible, c'est celui qui a le plus de besoin de la tendresse maternelle. Au lieu de cette préférence, il eût peut-être été le moins aimé, s'il eût été absent, puisqu'on avoit déjà donné

son amitié aux autres avant que celui-ci existât. Il n'y a que la mère qui
suffise aux nouveaux-nés, au lieu
que le père peut dédommager les
autres de ce qu'ils perdroient, si la
mère paroissoit les oublier.

Mais il n'est pas à présumer qu'une
mère assez tendre pour nourrir son
enfant, lorsqu'elle en a enfin senti
les avantages, et qu'elle s'est élevée
au-dessus des préjugés qui l'entourent; il n'est pas à présumer, dis-je,
qu'une pareille mère néglige ses autres enfans, parce qu'elle aura eu le
malheur de croire ne pas pouvoir les
nourrir dans le temps de leur naissance; elle les plaindra au contraire;
elle s'attendrira sur eux toutes les
fois qu'elle pensera qu'ils n'ont pas
reçu ses premiers soins, qu'ils ont
perdu ses caresses pendant deux ans,

et qu'elle n'a pas joui de leur premier sourire; elle se sentira un desir bien vif de les dédommager des pertes qu'ils ont faites.

D'autres femmes disent encore, que, si elles perdoient un enfant qu'elles nourriroient, cette perte leur causeroit trop de chagrin, ou qu'elles sont trop sensibles pour pouvoir supporter les cris douloureux d'un enfant; et ainsi elles abandonnent par bon cœur leurs enfans dès leur naissance. Comment ose-t-on donner de pareilles défaites? Lorsque l'on a fait son devoir, et que l'on n'a point de reproches à se faire sur la mort d'un enfant, on a du moins des motifs de consolation. On éprouve une douleur de sentiment bien différente de celle qui a sa source dans les remords: car il n'y a pas une femme qui, en perdant son enfant en nourrice , ne doive se dire : *Il vivroit peut-être , mon enfant, si je ne l'avois pas livré à des mains étrangères, si je l'avois nourri.*

Il seroit aisé de faire voir aux personnes qui craignent d'augmenter leur dépense en nourrissant, qu'un enfant coûte moins à la maison , quand on le veut, qu'en nourrice. Les enfans qui trouvent abondamment du lait dans le sein de leurs mères, ne mangent point pendant les premiers mois de leur naissance. Il ne faut ni lait de vache, ni farine; on n'a point besoin de bois pour les chauffer, puisqu'il ne faut rien leur mettre sur le corps qui soit chauffé. *L'emmaillotage* , la bouillie et le chauffage prennent ordinairement bien du temps que voici épargné, et entraînent à une petite dépense que voilà supprimée. De plus, les enfans qu'on nourrit soi-même, sont nets de très-bonne heure, et pourrissent par conséquent moins de linge.

On s'imagine épargner du temps et de l'argent en mettant un enfant en nourrice : la mère en fait souvent un autre tout de suite ; il faut faire la dépense d'une seconde couche, d'une autre layette, et avoir deux enfans en nourrice à la fois, ou retirer le premier si jeune, qu'il donne plus d'embarras que s'il venoit de naître. N'a-t-on pas bien gagné ? On a deux enfans foibles et languissans, au lieu d'un fort ; et souvent, après avoir dépensé beaucoup d'argent, et pris bien des peines, ils meurent par une suite des mauvais traitemens qu'ils ont reçus dès leur naissance.

Quand il y auroit autant de difficultés à nourrir qu'on se l'imagine (ce qui n'est pas), la chose ne vaut-elle pas bien la peine de se gêner un peu ? Je connois des femmes qui avoient des occupations, plusieurs petits enfans à la fois, peu de secours d'ailleurs, les préjugés de tous leurs alentours, et leur délicatesse de tempérament à surmonter, et qui ont nourri avec le plus grand succès pour leurs enfans et pour leur santé personnelle. Toutes les personnes de leur connoissance, qui avoient dit, avant l'entreprise, et suivant la coutume, *quelle folie !* ont été forcées d'applaudir ensuite. Ainsi, quand je propose de braver les inconvéniens apparens de la nourriture naturelle, je ne demande rien que de très-aisé à faire, et que je n'aie vu entreprendre plusieurs fois avec succès.

Il résulte de ces réflexions, qu'en s'y prenant bien, il est aisé de réussir à nourrir, et que le succès est certain; que les enfans bien gouvernés sont forts de bonne heure, et donnent beaucoup moins d'embarras qu'on ne croit; que les premières années influent considérablement sur le tempérament des enfans pour toute leur vie; qu'on évite une multitude de dangers en ne les mettant point en nourrice; que leur santé et leur caractère sont fortement intéressés au parti qu'on prend sur eux au moment de leur naissance; que les mères, en nourrissant, se mettent à l'abri des ravages causés par le lait, s'assurent une bonne santé, la tendresse de leurs enfans et l'estime du public; que la

méthode des nourrices est mauvaise
et pernicieuse ; qu'il n'y a point de
considérations assez fortes pour empêcher les mères de nourrir, et qu'elles le pourront toutes quand elles le
voudront bien. Il est prouvé qu'il en
coûte moins d'argent, et qu'on perd
moins de temps en nourrissant soi-
même, qu'en ayant recours à une
nourrice ; que la population en sera
meilleure et plus abondante, et qu'enfin tous les avantages sont du côté
de la nourriture naturelle, et tous
les inconvéniens de l'autre. Puissent
ces observations, fruit de mon expérience, faire sensation sur l'esprit de
mes semblables, et produire l'heureux effet que j'en ambitionne ! Puis-
sé-je voir toutes les femmes devenir véritablement mères, et mériter, en remplissant leurs devoirs ,

que les hommes les respectent !

On m'a fait lire, depuis peu, un discours d'un ancien philosophe à une mère qui ne vouloit pas que sa fille nourrît. Ce discours m'a paru si décisif en faveur de la nourriture naturelle, si capable de toucher, et si analogue à tout ce que je dis dans le cours de mon ouvrage, que je ne puis résister à l'envie que j'ai de le mettre sous les yeux de ceux de mes lecteurs qui ne le connoîtroient pas. Le voici tel que M. de Querlon l'a traduit et inséré dans le petit, mais excellent ouvrage périodique qu'il composoit, connu sous le nom d'*Affiches de Province*.

Le philosophe Favorin étant allé voir une jeune femme, accouchée nouvellement d'un fils, y trouva la mère qui s'opposoit fortement à ce que sa fille nourrît l'enfant, attendu qu'elle étoit, disoit-elle, trop délicate et trop affoiblie par sa couche, pour soutenir une pareille fatigue.

« Eh ! de grace , madame , lui dit »le philosophe, laissez votre fille être »tout-à-fait mère de son enfant; car »qu'est-ce que c'est , je vous prie , »que cette maternité imparfaite et »contre nature ; cette demi-mater»nité qui consiste à mettre au jour un »enfant, et à le rejeter en quelque »façon tout aussi-tôt loin de soi ? »Après avoir nourri dans son sein , »de son propre sang , je ne sais quel »être qu'elle ne voyoit point, refuser »maintenant son lait à un être visi»ble, vivant, reconnu pour une créa»ture humaine , et qui commence »à implorer les devoirs maternels ! »Croyez-vous donc aussi que les ma-

»melles données par la nature aux
»femmes, ne soient qu'un relief de
»pur embellissement, destiné seule-
»ment à orner leur poitrine, non
»pour alaiter le fruit de leurs en-
»trailles ?

»Car de-là vient que, par un ren-
»versement monstrueux, dont vous
»n'êtes point à la vérité coupable,
»la plupart des femmes se donnent
»beaucoup de peines et de soins pour
»dessécher, pour éteindre en elles la
»source précieuse et sacrée de cette
»substance nourricière du genre hu-
»main, sans redouter les ravages que
»le lait, détourné de son cours, et se
»corrompant, fait si souvent (par
»stagnation) dans le corps; comme si
»cette source de vie altéroit nécessai-
»rement leurs plus chers avantages.

»N'est-ce pas un déréglement pres-

»que égal à celui de ces malheu-
»reuses, qui, par toutes sortes d'ar-
»tifices, s'efforcent de faire avorter
»les fruits conçus dans leur sein, dans
»la crainte que l'uni, que le poli de
»leur corps ne soit gâté par certaines
»rides, ou ne conserve des traces,
»soit de la pesanteur du fardeau
»qu'elles auroient porté, soit du tra-
»vail de l'accouchement? Or, si c'est
»un crime horrible et détesté par-
»tout, de tuer une créature humaine
»dans le temps même qu'elle s'ébau-
»che et se forme, quand elle com-
»mence à s'animer, entre les mains
»de la nature même occupée à la
»construire, est-on moins coupable
»de priver un être déjà tout formé,
»déjà mis au monde, déjà reconnu
»pour votre enfant, de cette subs-
»tance de votre sang qui est son ali-

»ment natif, celui qui lui est propre,
»qui lui est connu, auquel il est ac-
»coutumé?

»Mais, dit-on, pourvu qu'il soit
»alaité, pourvu qu'il vive cet en-
»fant, qu'importe de quel lait il soit
»nourri? Pour marquer cette indif-
»férence, il faut en être venu sans
»doute à ce point d'insensibilité qui
»nous rend sourds à la voix de la na-
»ture. Que ne dit-on encore: Qu'im-
»porte dans quel corps et de quel sang
»soit formé l'homme en général? Ce
»lait que le mouvement des esprits
»et la coction ont fait blanchir, n'est-
»il plus dans les mamelles ce même
»sang qui nourrissoit le fétus dans le
»sein de la mère? n'est-ce pas encore
»une industrie bien évidente de la
»nature que ce sang, après avoir
»formé dans ses retraites intérieures

» tout le corps de l'homme, montant
» aux parties supérieures, aux appro-
» ches de l'accouchement, s'y tienne
» prêt à entretenir l'être fragile qui
» commence à s'essayer à la vie et à
» la lumière, et qu'il présente au nou-
» veau-né la nourriture qu'il connoît,
» qui lui est déjà familière ?

» Aussi n'est-ce point légèrement
» qu'on a cru que les ressemblances
» du corps et de l'esprit dépendent
» autant du caractère et des propriétés
» du lait, que de la nature et des qua-
» lités du premier germe ; l'observa-
» tion en a été faite non-seulement
» dans l'espèce humaine, mais même
» dans les animaux. Qu'on fasse alai-
» ter des chevreaux par une brebis,
» ou des agneaux par une chèvre, il
» est certain que les agneaux auront
» la laine plus dure, et les chevreaux

»le poil plus doux que les animaux
»de leur espèce. C'est ainsi que, dans
»les arbres et les plantes, la terre et
»les eaux, dont ils sont nourris, ont
»ordinairement plus de force pour
»altérer leurs qualités naturelles, ou
»pour les améliorer, que la nature
»même des semences. C'est pour cela
»que l'on voit souvent un arbre d'une
»belle venue, après avoir été trans-
»planté du sol natal dans un autre,
»dépérir en s'abreuvant des sucs d'un
»mauvais terrein.

»Quel étrange abus est-ce donc de
»pervertir cette noblesse naturelle
»de l'homme qui nous vient de naî-
»tre, de corrompre son corps et son
»esprit, qu'une naissance honnête
»et que d'heureux élémens avoient
»commencé à former, en lui faisant
»prendre la nourriture dégénérée

»d'un lait étranger et bâtard ! Et
»combien le mal est-il plus grand,
»si la nourrice dont vous avez fait
»choix est méchante, hideuse, liber-
»tine ou ivrognesse ? car on prend
»presque toujours alors au hasard, in-
»distinctement, tout ce qui se trouve
»avoir du lait. Comment souffrons-
»nous que notre enfant soit infecté
»d'un sang impur et contagieux; que
»son corps et son esprit à la fois tirent
»la vie qui les anime, d'un corps et
»d'un esprit corrompus ?

» Voilà certainement pourquoi
»nous voyons souvent avec surprise
»des enfans, nés de femmes hon-
»nêtes, si peu ressemblans à leurs
»père et mère par le caractère et par
»la figure. Virgile, pour peindre un
»homme dur, dit que des tigresses
»l'ont alaité, parce qu'en effet le ca-

» ractère ou le génie de la nourrice,
» et la qualité de son lait, n'influent
» guères moins sur les mœurs de l'en-
» fant, qui croissent avec lui, que
» l'impression primitive qu'il tient
» du germe paternel, que les traits
» mêmes de la mère ; ces traits du
» corps et de l'esprit, qui se sont mo-
» delés sur cette pâte molle à mesure
» qu'elle s'est formée.

» Une autre considération qu'on ne
» doit point regarder comme indiffé-
» rente, c'est que les femmes qui
» abandonnent, qui écartent d'elles
» leurs enfans, en les donnant à nour-
» rir à d'autres, détruisent entière-
» ment, ou du moins affoiblissent, al-
» tèrent beaucoup ce lien, ce ciment
» de l'ame et de l'amour, qui forment
» l'union naturelle des enfans et des
» pères et mères. Car aussi-tôt que cet

»enfant, qu'on a fait passer en d'au-
»tres mains, est ôté de devant les
»yeux, le feu des entrailles mater-
»nelles s'éteint insensiblement; tout
»le bruit de cette sollicitude, dont
»rien n'égaloit l'impatience, cesse
»tout-à-coup; et l'enfant qu'on a re-
»légué chez la nourrice mercenaire,
»n'est guère moins oublié que s'il
»étoit mort.

» D'autre part toute l'inclination,
»tout l'amour et l'attachement de
»l'enfant se fixent, comme de raison,
»sur la seule femme qui le nourrit:
»il n'a par conséquent pas plus de
»regret, ou de sentiment de la mère
»qui l'a mis au monde, qu'en ont les
»enfans exposés. Ainsi les premières
»impressions, dont se forme l'amour
»naturel des enfans pour les auteurs
»de leurs jours, étant effacées et dé-

»truites, quelque tendresse que des
»enfans, élevés de cette manière,
»paroissent avoir pour leurs père et
»mère, elle est d'ordinaire peu natu-
»relle, mais purement politique et
»de convention».

RÉFLEXIONS

PARTICULIERES

Sur les inconvéniens qui résultent de l'usage où les femmes sont dans les campagnes, de ne commencer à donner à teter à leurs enfans, que le second ou troisième jour après leur accouchement.

L'USAGE très-dangereux de ne point donner à teter assez tôt aux nouveaux-nés, est presque général dans les campagnes; et cet usage est un obstacle plus considérable qu'on ne pense à la bonne constitution des hommes. L'abus dont je parle ici, seroit bien digne de l'attention du gouvernement.

La plupart des paysannes souffrent, en commençant à donner à teter à leurs enfans, des douleurs presque aussi fortes et beaucoup plus longues que celles de l'accouchement. Il y en a qui les éprouvent pendant six semaines à chaque fois qu'elles donnent à teter, et auxquelles il vient des abcès au sein. Il y en a beaucoup qui n'ont qu'un côté qui soit en état de servir à l'enfant. On croit que ces douleurs sont naturelles, parce qu'elles sont fort communes, et on n'en recherche point la cause.

Les femelles des animaux n'éprouvent pas les mêmes accidens, parce qu'elles n'ont ni gardes, ni sages-femmes qui leur disent d'attendre, pour donner à teter, qu'il se soit écoulé vingt-quatre heures après avoir mis bas leur portée. Les petits des animaux restent auprès de leurs mères, et prennent le mamelon presqu'aussi-tôt qu'ils sont nés ; la mère les laisse faire tout naturellement, et tout va bien. Si l'on veut savoir pourquoi les femmes souffrent, on n'a qu'à ôter les petits d'un animal dès qu'ils sont nés d'auprès de leur mère, et ne les lui rendre que vingt-quatre heures après ; on verra ce qu'il en résultera pour elle et pour ses petits.

Les enfans cherchent à teter des qu'ils sont nés, mais on ne les écoute pas ; on croit qu'on n'a pas de lait dans ces premiers momens, parce qu'il n'y en a pas alors une assez grande quantité dans le sein pour le gonfler. On attend qu'il s'y soit amassé au point de tendre la peau,

de détruire l'élasticité et la flexibilité
du bout qui ne peut plus entrer alors
assez avant dans la bouche de l'enfant pour qu'il puisse tirer le lait. On
attend que le lait se soit amoncelé
et engrumelé dans le sein, et qu'il y
ait causé de l'inflammation par le
séjour qu'il y a fait ; on attend enfin
qu'il soit corrompu, épais et jaune
comme du pus pour le donner à l'enfant. Il résulte de cette pratique pernicieuse qu'un enfant, ayant de la
peine à prendre le bout, fait souffrir
la mère, ce qui la rend paresseuse de
donner à teter souvent. La cause de
son mal augmente par cette paresse ;
les abcès se forment, l'enfant ne tire
qu'un lait corrompu et du sang. On
prive le nouveau-né du doux purgatif que la nature elle même lui a
préparé, et qu'il est essentiel qu'il

prenne dans les premiers instans de sa naissance pour faciliter l'évacuation du *meconium*. On veut suppléer à cette bienfaisante liqueur par des purgatifs artificiels et des huiles. Ces drogues irritent et chargent l'estomac délicat d'un enfant, lui causent des coliques, et le tuent quelquefois.

Les enfans mêmes qui sont assez forts pour résister à toutes les matières dangereuses qu'ils prennent, sont infailliblement moins sains qu'ils ne l'auroient été si on les avoit gouvernés, dès leur naissance, selon la marche de la nature. Faut-il s'étonner, d'après la conduite que 'on tient, si les enfans sont sujets à une foule de maux dont les animaux sont exempts, et s'il en périt une aussi grande quantité? Quelle qualité peut avoir le lait d'une femme qui souffre pendant plu-

sieurs semaines, pour avoir laissé engorger son sein avant que de le donner à son enfant ? On supplée au
besoin de nourriture qu'a un enfant
par des alimens dangereux pour lui,
et qu'il ne peut pas digérer, et on
ruine les ressorts de son estomac, qui
doit faire la base de la santé. Un premier inconvénient en produit mille
autres. Cet usage de ne point donner
à teter le jour même de l'accouchement, est presque général par toute
la France et peut-être ailleurs. Il est
ancien, et peut durer encore long-
temps, sans que l'on s'en corrige, si
l'on ne prend des moyens pour éclairer les esprits sur la cause des douleurs cruelles que souffrent les mères.

N'est-ce pas assez d'avoir les incommodités de la grossesse et les
douleurs de l'accuchement à sup-

porter, sans que les conseils des sages-femmes causent des maux qui empêchent de se remettre des fatigues de l'enfantement, qui empêchent de vaquer aux affaires, de jouir en paix du plaisir d'avoir un enfant, et qui altèrent immanquablement la santé de celui-ci?

Ces maux qui troublent le bonheur, et nuisent à la santé de la partie la plus nombreuse, et peut-être la plus utile d'une nation, sont dignes de l'attention des personnes qui ont de l'humanité. Les habitans des campagnes sont déjà assez à plaindre d'être assujétis à des travaux pénibles, et privés de la plupart des choses qui pourroient adoucir leurs peines, sans être encore les victimes d'une quantité d'erreurs et de préjugés qui multiplient leurs souffrances, et qui les empêchent d'être aussi utiles qu'ils pourroient l'être.

Mais comment s'y prendre pour détruire une erreur dangereuse dans les campagnes ? Comment obtiendra-t-on d'une paysanne routinière de faire autrement que sa voisine, et d'agir contre le conseil de sa sage-femme ? On perdroit souvent son temps à vouloir raisonner avec elle. D'ailleurs on auroit trop à faire de prêcher toutes les paysannes en particulier. Je ne vois donc que celles qui ont causé le mal par ignorance, qui pourroient l'empêcher à l'avenir. Mais elles ne s'y détermineront pas sans un ordre supérieur qui les oblige de conseiller aux femmes qu'elles accouchent, de commencer à donner à teter dès les premières heures après l'accouchement.

En donnant une instruction à chaque sage-femme, dans laquelle on leur feroit voir leur erreur et la nécessité de l'abandonner, il seroit à propos de charger les médecins, et même les chirurgiens des environs de chaque endroit, de veiller à ce que l'ordre donné aux sages-femmes fût mis à exécution, et d'en rendre compte aux magistrats du lieu qui pourroient contribuer aussi à détruire l'erreur dont il est question ici, en lisant publiquement une instruction sur cet objet. Si les personnes instruites, et en état d'observer, qui passent une partie de l'année à la campagne, vouloient employer leur loisir à visiter les paysans, elles trouveroient bien des occasions de leur être utiles, en travaillant à les éclairer sur une quantité d'erreurs qui troublent leur bonheur, et altèrent leur santé. Voici ce que je pense, qui pourroit être imprimé séparément de cet ouvrage, et envoyé aux officiers municipaux, aux agens des communes et aux sages-femmes des campagnes.

INSTRUCTION

Pour les sages-femmes de la campagne.

Il a été démontré et reconnu que l'usage où sont les femmes de ne point donner à teter à leurs enfans dès les premières heures après leur accouchement, est la cause des douleurs qu'elles souffrent en donnant à teter ; et que les enfans pâtissent aussi, parce que le lait qui est resté deux jours dans le sein sans être tiré, est d'une mauvaise qualité, au lieu que le lait qui est dans le sein, au moment que l'on vient d'accoucher, est le purgatif préparé par la nature pour purger le nouveau-né. Il est prouvé que les femmes ont du lait aussi-tôt qu'elles sont accouchées, quoiqu'il ne gonfle pas le sein dans ce moment. Il est prouvé que c'est l'amas du lait de deux ou trois jours qui tend la peau, cause les douleurs des mamelons et la difficulté que les enfans ont à teter lorsque l'on commence trop tard. Il est reconnu que les purgatifs, et sur-tout les huiles que l'on donne â la place du lait du premier jour, cau-sent des coliques aux enfans, et leur gâtent l'estomac ; que les femelles des animaux ne souffrent pas en donnant à teter, parce qu'elles laissent teter leurs petits aussi-tôt et aussi souvent qu'ils le veulent dans les premiers momens de leur naissance. Si les sages-femmes doutent de cette vé-rité, elles n'ont qu'à ôter le petit d'une vache, ou de toute autre femelle, ne la point tirer et ne lui rendre son petit que vingt-quatre ou trente heures après, elles verront que l'animal éprouvera les mêmes inconvéniens que les femmes éprouvent en ne donnant à teter que le deuxième ou troisième jour de leurs couches. D'après ces observations, qui sont reconnues pour sûres, les sages-femmes sont obligées en conscience d'épargner les maux dont on parle ici à toutes les femmes qu'elles accouchent, et de les avertir qu'elles doivent donner à teter aussi-tôt que leurs enfans sont accommodés, et aussi souvent qu'ils le desirent et qu'ils cherchent le sein.

ARTICLE SECOND.

*Des inconvéniens qu'on évite en nour-
rissant ses enfans soi-méme.*

IL est très-certain que la manière
dont on gouverne les enfans pendant
les deux premières années de leur
naissance, influe sur leur tempérament pendant toute leur vie. On sentira aisément la vérité de cette asser-
tion, si l'on fait attention que les
élémens et la base, si l'on peut parler
ainsi, de la machine humaine, se
forment des alimens que les enfans
prennent en naissant, et que toutes
les parties s'arrangent, se placent
bien ou mal, selon que la nature
trouve des facilités ou des obstacles

dans ses opérations. Un enfant se forme dans le sein de sa mère, il s'y accroît par la sève qu'il en reçoit; il vient au monde : cette sève, qui a servi à son premier développement, se porte dans une partie de la mère où il pourra continuer de la prendre, et vous l'en privez brusquement : vous étonnez la nature, vous la déroutez, et vous lui faites manquer son ouvrage. Il faut être, ce me semble, bien téméraire pour conseiller à une mère de donner son enfant à nourrir à une autre femme. Il faut être bien inhumain pour empêcher une bonne mère de nourrir son enfant.

Tel enfant est délicat, chétif ou estropié, qui auroit été robuste et bien fait, s'il eût été nourri par sa mère, et soigné avec intelligence.

Lorsqu'un enfant a été *noué* (ce qui n'arrive jamais que par la négligence de ceux qui le gouvernent, ou que parce qu'il est très-foible), on a beau vouloir réparer le passé, on n'y parvient qu'à demi ; et celui qui paroît rétabli et en santé , n'est pas assez robuste pour supporter le moindre dérangement qui lui arrive : au plus petit accident qui lui survient, sa première délicatesse se retrouve toujours.

Si l'on faisoit attention à la quantité prodigieuse de personnes des deux sexes qui sont d'une mauvaise santé, ou difformes , et qu'on sentît vivement le malheur de celles qui sont dans cette situation pour le reste de leurs jours , on chercheroit les différentes causes qui ont pu produire ces mauvais effets, et l'on trouveroit

que la plupart de ces personnes in-
firmes ont été négligées dès leur naissance. Lorsqu'on abandonne un enfant à des mains étrangères, on
devroit réfléchir qu'on l'expose à
être malheureux pendant toute sa
vie, et que la difformité empêche
souvent un garçon de se placer, et
une fille de se marier.

Lorsqu'on donne un enfant à une
nourrice, on espère qu'il viendra
bien, parce que, dans la quantité de
ceux qui sont mis en nourrice, on en
voit qui ont le bonheur d'en revenir
en bonne disposition : mais on ne
tient pas registre dans les villes de
tous ceux qui ont péri en nourrice
faute de bons soins. Je suppose qu'il
revienne dans les villes la moitié des
enfans qui vont en nourrice : ceux de
cette moitié qui se portent le mieux,

sont ceux qu'on voit le plus ; les malades et les estropiés sont renfermés, et ceux qui sont morts dans les campagnes nous échappent.

On dit qu'il en meurt beaucoup dans le travail des dents. Oui, parce que la manière dont on les a conduits, les a mis hors d'état de soutenir cette opération de la nature. Beaucoup d'enfans ont été retirés des mains d'une nourrice négligente, ou dont le lait a été reconnu mal-faisant, et sont morts dans les mains d'une autre qu'on croyoit bonne, par les suites des mauvais soins de la première. Plus un enfant est jeune, plus le traitement qu'il reçoit lui fait de bien ou de mal. Un enfant qui n'a pas été bien conduit, et qui a pris une mauvaise nourriture pendant les premiers mois de sa naissance, surmonte très-difficilement les infirmités qui en résultent.

Une mère se tranquillise quelquefois sur le sort de son enfant, parce qu'elle ignore le danger qu'il court, et en disant : *Il n'est pas loin, je le verrai souvent.* Elle visite fréquemment son enfant, et elle fait très-bien. Si elle le trouve en bonne main, c'est un grand bonheur ; s'il est médiocrement bien, elle le laisse où il est, parce qu'elle doute si le mauvais état de son enfant vient de la nourrice, ou de sa délicatesse naturelle. Cette incertitude est très-fâcheuse ; si l'enfant est fort mal, elle le change de nourrice. Eh ! comment sera-t-on certain que la seconde nourrice vaudra mieux que la première, qu'on avoit crue bonne ? Quand elle seroit meilleure, est-il sûr qu'il ne soit pas trop tard de changer de nourrice ; et que pendant six semaines ou deux mois qu'un enfant a pâti, son tempérament ne soit pas affoibli au point qu'il ne puisse plus profiter des bons soins et du bon lait d'une autre nourrice ?

Lorsqu'un enfant ne vient pas bien, les nourrices ont toujours des raisons, bonnes ou mauvaises à donner, pour prouver qu'il n'y a pas de leur faute. Au bout de quinze jours, si l'enfant est maigre, c'est qu'il est *débouffi* ; à six semaines, c'est qu'il a eu des tranchées ; plus tard, c'est le mal des dents qu'elles allèguent, ou bien un rhume. La mère plaint son enfant d'être si délicat, et espère sur l'avenir, mais trop souvent inutilement.

On croit pouvoir juger des soins d'une nourrice, en allant tous les jours chez elle ; mais saura-t-on, pour une heure qu'on y passe à chaque visite, si l'enfant téte souvent ; si la bouillie ne fait pas sa principale nourriture ; si on ne le laisse pas trop crier ; s'il est changé chaque fois qu'il est sale ; si on ne lui laisse pas perdre ses forces au lit, au lieu de le mettre au grand air ?

Le temps où un enfant est visité, est toujours celui pendant lequel la nourrice s'occupe le plus de lui. Pour qu'une mère fût sûre que la nourrice, même étant dans sa maison, sous ses yeux, fait parfaitement bien son devoir, il faudroit qu'elle la gardât à vue jour et nuit ; autant vaudroit qu'elle nourrît elle-même ; elle éviteroit par-là le désagrément de voir son enfant s'attacher à une étrangère, et lui refuser des caresses qu'elle auroit dû mériter. C'est en vain qu'on se flatte de regagner par la suite la même vivacité de tendresse, de la part de ses enfans, que si on les avoit alaités soi-même.

Si les personnes qui sont en état de prendre la nourrice chez elles, et d'avoir ainsi leurs enfans sous leurs yeux, sont souvent trompées, à quoi doivent s'attendre celles qui, faute de pouvoir faire la même dépense, sont obligées de les envoyer au loin, et d'être privées du plaisir de les voir souvent ?

Le hasard pourra faire que quelques-uns réussiront; mais cette incertitude cause plus de peine à une bonne mère, qu'elle n'en auroit à nourrir son enfant.

Je ne parle pas des mères qui, de gaîté de cœur, confient leurs enfans à des femmes qu'elles ne connoissent pas, et qui, se contentant d'en recevoir des nouvelles vagues, passent des années entières sans voir les tristes victimes de leur indifférence et de leur insensibilité ; les mères de cette espèce ne doivent pas lire ce que j'écris ; elles trouveroient mes réflexions ridicules et puériles. Heureusement quelques-uns de ces pauvres petits ont le bonheur de trouver des nourrices qui s'attachent à eux ; et quelquefois l'étrangère éprouve pour eux les sentimens que leurs parens auroient dû avoir, et supplée à la négligence de ceux-ci. Mais, pour quelques enfans qui réussissent ainsi, combien en est-il qui passent leur courte vie dans les souffrances ? La quantité prodigieuse d'enfans qu'on voit en pitoyable état dans les cam-

pagnes et chez les sevreuses, effraye
et fait frémir.

Parmi les enfans qui réussissent le
mieux en nourrice, on en voit très-
peu qui soient bien en tous points.
Il y en a qui paroissent forts et gras;
mais l'un tend le derrière, l'autre
dandine ; celui-ci a les genoux en
dedans ; celui-là a les reins foibles ;
un autre a une descente; l'un cloche
sans que cela lui soit naturel ; l'autre
a une brûlure quelque part. C'est une
chose rare que de voir un enfant en
nourrice qui n'ait pas quelque difformité ou infirmité accidentelle, ap-
parente ou cachée : il y en a plusieurs
qui ont le *carreau*, de gros ventres,
des vers (1) ; ils tetent le pouce pres-

____

(1) Il est prudent de s'assurer si les enfans n'ont point de vers dans leur seconde

que tous ; ils restent long-temps sales de nuit ; beaucoup sont de la petite espèce , et n'en auroient pas été, s'ils eussent été nourris par leur mère ; un grand nombre deviennent étiques.

Il y a à présent une maladie fort commune aux enfans ; elle est connue sous le nom d'humeurs froides : j'en ignore la cause ; mais j'imagine que , si l'on ne mettoit pas les enfans en nourrice, cette infirmité ne seroit pas si commune. Les dartres sont aussi très-répandues. Qui sait si elles

---

année. On vend de petites dragées chez Regnault, apothicaire, rue de la Harpe, vis-à-vis la rue Serpente, qu'ils prennent facilement, qui leur en font rendre lorsqu'ils en ont, et elles ne leur font aucun mal quand ils n'en ont pas.

ne sont pas une suite d'un mauvais lait pris en naissant ? Beaucoup d'enfans enfin ont la vue foible et ne peuvent pas regarder le grand jour, parce qu'ils ont été trop renfermés.

Il y a des mères qui, en apprenant la nouvelle de la mort de leur enfant en nourrice, se consolent, sans en chercher la cause, en disant : *Hélas ! c'est un ange en Paradis.* Je doute que Dieu leur tienne compte de leur résignation en pareil cas. Il permet qu'il se forme des enfans dans leur sein, pour qu'elles tâchent d'en faire des hommes : d'ailleurs, parleroient-elles ainsi, si elles faisoient réflexion aux cruelles douleurs que ces enfans ont éprouvées avant de succomber ; qu'elles sont souvent cause de leur mort par leur négligence ; qu'un enfant qu'elles ont abandonné dès sa naissance aux soins d'une mauvaise mère, puisqu'elle abandonne le sien pour prendre celui-là ; que cet enfant, dis-je, les auroit chéries toute leur vie si elles avoient rempli leurs devoirs envers lui. Les enfans ne seroient point ingrats, si l'on ne s'écartoit pas de la nature ; leur ingratitude ne vient souvent que de la conduite mal entendue qu'on a eue avec eux.

Les mères qui prennent leur parti si facilement sur la mort d'un enfant, sont-elles aussi insensibles lorsqu'on leur en rapporte qui, par leur foiblesse et leurs infirmités, sont destinés à traîner une vie languissante, à être à charge à tous ceux qui les environnent, et à être incapables de tout ? C'est alors que pour avoir voulu s'épargner deux ans de peines, à ce qu'elles prétendent, elles sont forcées d'en prendre d'aussi longues qu'infructueuses. Heureux encore les pauvres enfans, si leur difformité ou leur langueur ne donne pas aux mères de l'éloignement pour eux, et si celles-ci supportent avec patience les humeurs auxquelles ces enfans, en mauvais état, sont sujets!

Quand les nourrices de la campagne auroient la bonne volonté de faire leur devoir, lorsqu'elles sont peu payées, il est impossible qu'elles passent auprès des enfans tout le temps qui seroit nécessaire en suivant leur routine. Celles qui ne travaillent point aux champs sont chargées du détail de l'intérieur de la maison, qui est considérable. La lessive, la façon du pain, le soin de la vache, la cuisine à faire, le bois à aller ramasser, la garde des autres enfans, tout cela roule sur elle.

Lorsqu'elles sortent, au lieu d'emporter leur nourrisson avec elles, ce qui lui feroit beaucoup de bien, elles lui laissent perdre ses forces dans le lit, ou elles le livrent à d'autres enfans. J'en ai vu qu'on faisoit promener par des enfans de six ans, qui, ne pouvant les soutenir, les traînoient par terre. Une nourrice, occupée dans la maison et entourée d'enfans qui crient, peut-elle renoncer à tout pour le nourrisson ? D'ailleurs, doit-on se flatter qu'une femme qui sèvre son propre enfant par intérêt, et qui par-là l'expose à mourir, comme il arrive souvent, aura quelque pitié d'un enfant étranger ? Je ne conçois pas comment une nourrice peut supporter les cris de son enfant, mourant de langueur et de jalousie d'en voir un autre prendre la seule nourriture qui lui convienne.

Si la nourrice a alaité son enfant assez long-temps, son lait est vieux; et n'étant pas d'une qualité propre au nouveau-né, celui-ci le digère mal. Il est faux qu'un nouveau-né renouvelle le lait; et c'est une erreur de croire qu'un vieux lait soit bon pour les nouveaux-nés. Il est d'ailleurs évident qu'une nourrice, accouchée depuis dix mois ou un an, est plus exposée à devenir grosse qu'une femme nouvellement accouchée; et on sait que les nourrices ne disent qu'elles sont grosses que le plus tard qu'elles peuvent. (1),

------

(1) Si une nourrice devient grosse six semaines ou deux mois après qu'elle a

Presque tous les enfans que l'on met en nourrice sont sevrés trop tôt, et font souvent presque toutes leurs dents sans teter. Faut-il s'étonner s'il en périt beaucoup dans le temps qu'ils font leurs dernières dents, quand ils sont privés de la seule nourriture que leur estomac affoibli pourroit alors digérer ?

Les pauvres gens de la campagne sont ordinairement logés dans le bas d'une maison; les pièces qu'ils habitent sont humides, et elles sont

pris un nourrisson, son lait diminue de quantité ; il devient moins nourrissant. Elle est obligée alors de donner d'autres alimens à l'enfant. Celui-ci les digère mal ; il maigrit, il dépérit. Voilà pourquoi l'on dit que le lait d'une femme grosse est mauvais.

puantes par les ordures des autres enfans ; elles sont entourées de mares remplies d'eau croupissante ou de fumier. Les enfans restent continuellement dans ces pièces, lorsqu'ils ne marchent pas seuls ; et ils marchent tard. De sorte qu'au lieu d'être au bon air de la campagne, ils sont dans la puanteur. J'ai dit ailleurs le tort que les mauvaises odeurs leur font. Lorsqu'on approche de ces enfans, on sent une odeur aigre qui prend au nez.

Les meilleures nourrices, celles qui ont le plus de soin des enfans, péchent par ignorance. Plus elles aiment les enfans, et plus elles les rendent frileux ; parce qu'elles ont peur qu'ils n'aient froid, même en été. Elles les assomment de hardes, de couvertures, et les affoiblissent.

Le peu de précautions que les nourrices négligentes prennent pour garantir leurs enfans du froid, est jus-
tement ce qui les dédommage en
partie du mauvais soin qu'elles ont
d'eux d'ailleurs. De quelque côté
qu'on se tourne, on ne trouve qu'inconvéniens, lorsqu'on s'écarte de la
nature, et qu'on fait passer à un enfant, dans des mains étrangères, le
temps qu'il est essentiel qu'il passe
auprès de sa mère.

Un enfant, une fois parvenu à
l'âge de deux ans, s'il est fort, pourroit absolument se passer des soins
de sa mère. Il parle, il marche seul,
il a des dents; qu'il reçoive du pain
de celui-ci ou de celui-là, il lui fera
le même bien. Mais, avant cet âge,
il n'y a que la tendresse et les attentions inquiètes de la mère qui puis-

sent suffire à tous ses besoins. Plus il est jeune, et plus il faut qu'il soit près d'elle.

C'est une erreur de s'imaginer qu'on suppléera à ces devoirs à force d'argent, et qu'on se fera aimer des enfans au même degré que si on les avoit nourris. En leur faisant oublier la nourrice, on leur a donné la première leçon d'indifférence et d'ingratitude. La séparation de la nourrice cause à ceux qui sont sensibles, un chagrin cruel qui nuit à leur santé, Ils s'attachent ensuite à la première personne qui s'empare d'eux en quittant la nourrice. Ordinairement c'est à la *Bonne* ; et là politesse est pour la mère, parce qu'on les élève dans le bel art d'en avoir.

S'il se fait un second changement, c'est-à-dire, si l'on sépare un enfant de sa *Bonne* ou de sa mère, il n'y est plus sensible. C'est alors qu'on s'apperçoit que le second attachement, eût-il été pour la mère, ne valoit pas le premier. On parvient à lui donner un air affable avec tout le monde ; mais il n'aime personne. On trouve que les enfans se détachent en grandissant. Qu'y a-t-il d'étonnant à cela, lorsque, loin de conserver leur première sensibilité, on leur fait éprouver des révolutions qui l'altèrent ? Ceux qui ne changent point de mères, conservent leur attachement pour elles toute leur vie, à moins que par la suite elles n'aient avec eux une conduite mal entendue.

Lorsque les enfans rebutent leurs mères en arrivant de nourrice, et que cela dure un peu de temps, si les mères n'ont pas assez de patience, et si , faute de sentir assez le chagrin qu'éprouvent alors leurs enfans, elles prennent ces rebuts pour des fantaisies , et les traitent en conséquence, en voilà assez pour inspirer de l'éloignement et de l'aversion aux enfans pour les mères , parce qu'ils les sentent injustes alors. J'ai vu plusieurs fois des effets funestes de pareilles méprises.

Les enfans ont une sorte de raisonnement ou d'instinct, que l'on ne reconnoît point assez. La conduite que l'on tient avec eux influe sur leur caractère dès l'âge le plus tendre. Lorsqu'on a paru injuste à un enfant, il se révolte, il devient colérique. Ce qu'on fait pour le dompter ne fait souvent que l'aigrir. Si la crainte l'empêche d'éclater, il devient ran-

cunier, dissimulé : on s'en apperçoit ;
on le juge d'un mauvais caractère,
sans se souvenir qu'on lui a paru injuste ; on le rend méchant lorsqu'on
parvient à le faire taire, et qu'on
croit l'avoir réduit : alors tout est
perdu. Une malheureuse erreur en
produit mille autres, gâte un caractère, et éloigne deux personnes qui
devoient s'aimer. Ces mauvais effets
arrivent précisément à l'enfant qui
a le plus regretté sa nourrice, par
conséquent au plus sensible, et à la
mère qui avoit le plus d'empressement à recevoir les caresses de son
enfant.

Les enfans nourris par leurs mères peuvent y gagner autant pour le
caractère que pour la santé, sur-tout
s'il est vrai que le lait influe sur le
caractère. La mère peut du moins

tirer un grand avantage de la connoissance qu'elle a de son enfant pour sa première éducation. En nourrissant, on sait à point nommé, la cause des cris d'un enfant. On est à portée de le satisfaire, si c'est un besoin qui le fait crier ; et de le refuser si c'est une fantaisie.

Cette conduite, soutenue avec constance, procure les plus grands avantages pour les suites de l'éducation. Un enfant qui n'obtient rien par ses cris, ne devient point impérieux. Lorsqu'on a satisfait ses véritables besoins, et qu'on ne lui a jamais paru injuste, il n'est ni colérique, ni importun ; et on n'est pas obligé d'en venir aux châtimens corporels qui l'aviliroient et le révolteroient.

Une mère attentive, et capable

d'observer le développement des sensations d'un enfant, peut, en nourrissant, faire des observations qui lui donneront des moyens sûrs de commencer les plus heureuses habitudes dans son nourrisson. Les objets, les personnes, les discours, les actions, tout agit sur les organes des enfans et les modifie. De combien de mauvaises impressions ne peut-on pas les garantir? Et combien de *Bonnes* ne peut-on pas leur donner, qui tourneront insensiblement les petites facultés de leur ame vers ce qui peut leur être utile et les rendre heureux?

Lorsque les enfans desirent de toucher à quelques objets qui ne peuvent pas leur nuire, il ne faut pas les contrarier. Plus ils s'exerceront les sens de bonne heure, et plutôt ils deviendront forts et adroits. Mais il faut avoir de grandes attentions sur ce qu'ils portent à leur bouche. Il y a eu beaucoup d'enfans étranglés par différens corps qu'ils avoient avalés.

Si une mère nourrissoit ses enfans, elle les aimeroit tous également, tous l'aimeroient. Les aînés ne seroient pas cause qu'on oublieroit les derniers, comme il n'arrive que trop souvent. Lorsqu'on a eu un enfant de chaque sexe, la répétition ne plaît pas toujours ; et ceux qui sont présens font quelquefois oublier les absens qui sont en nourrice. Au contraire, la mère qui nourrit préfère toujours, pour le moment, le plus petit, en proportion de sa foiblesse et du besoin qu'il a d'elle. Cette conduite est dans la nature. Ceux qui la taxeroient d'inconstance dans les femmes, n'auroient pas réfléchi qu'elle est plutôt une suite d'un instinct machinal que du raisonnement, et qu'elle est absolument nécessaire.

Que deviendroient les pauvres petits, si les mères n'avoient pas plus de complaisance pour eux que pour les plus grands, qui sont en état de se passer des soins minutieux? A mesure que les derniers grandiront, ils seront mis naturellement, et sans y penser, au niveau des premiers, et la mère les traitera tous également. En suivant l'ordre de la nature, aucun n'aura de préférence injuste; n'ayant aucun sujet de jalousie, les frères et sœurs s'en aimeront mieux; n'ayant point quitté la maison des auteurs de leurs jours, ils en seront plus frères et sœurs. Ils auront tous les mêmes raisons de chérir le père et la mère, et d'en être aimés. La paix règnera dans les familles. Les enfans plus robustes et mieux gouvernés, seront plus capables de soutenir les travaux auxquels ils se porteront ; ils feront des enfans plus forts et d'un meilleur caractère. L'estime publique, l'attachement des enfans et du père, et une meilleure santé, seront la récompense de la mère.

Il y a des femmes qui ne nourrissent pas leurs enfans, parce que, disent-elles, leurs maris ne pourroient pas supporter les cris des nouveaux-nés, et que le spectacle des embarras d'une nourriture les dégoûteroit d'elles. Je soutiens au contraire qu'un homme, né sensible, et sensé, aimera davantage sa femme en lui voyant prendre des soins qui

ont pour objet de lui donner des enfans forts et bien constitués ; qu'il
s'occupera, en peu de temps, avec
intérêt du petit nourrisson ; qu'il le
caressera et qu'il sera enchanté de
recevoir les petites caresses de son
enfant, qui le distinguera bientôt
de tous les autres hommes. Je ne parle
ici que des maris capables de sentir le
plaisir de voir se former et se déve-
lopper sous leurs yeux d'innocentes
créatures qui doivent les remplacer
un jour. Pour ceux qui ne se conduisent que par caprice, j'ignore ce qui
peut les intéresser.

Des femmes qui ont plusieurs do-
mestiques, osent mettre leurs enfans
en nourrice. Cette conduite n'est pas
pardonnable, sur-tout depuis que
l'on est à portée de voir des femmes
qui donnent avec succès l'exemple

de la nourriture naturelle. Lorsque l'on croit une entreprise dangereuse, ou que l'on n'a pas eu l'idée de la tenter, on est excusable ; mais il faut être décidément indifférente sur le sort de son enfant, pour ne pas nourrir quand on n'a rien à faire, et quand on a sous les yeux l'exemple de femmes qui ont réussi.

Quoiqu'il soit plus rare de contracter en nourrissant des maladies graves que dans un autre temps, cela arrive cependant quelquefois, soit par quelqu'imprudence, ou par quelqu'autre cause. Faire cesser la nourriture à une femme malade, c'est lui donner évidemment une seconde cause de maladie à laquelle il est difficile qu'elle résiste. J'ai des exemples de plusieurs femmes qui ont continué leur nourriture étant bien malades : une l'a fait par l'avis des Médecins ; elles s'en sont bien trouvées, et leurs enfans n'en ont pas été incommodés. Au contraire, celles qui ont quitté subitement leur nourriture par cause de maladie, ont éprouvé des accidens très-longs et très-funestes. Quoiqu'il se forme moins de lait pendant la maladie, il en reste assez pour causer de grands ravages, et l'on n'en a que trop d'exemples.

Je me flatte que tôt ou tard mes observations seront utiles. Quand bien même toutes les femmes nourriroient, il ne m'en reviendroit aucun avantage personnel ; et quand pas une ne nourriroit, il n'en résulteroit aucun mal pour moi. Mais je desire vivement qu'elles nourrissent, parce que je sais, qu'en se conduisant

de manière à écarter les difficultés,
elles se porteront mieux et que leurs
enfans en seront plus forts et plus
attachés à elles.

Mes vœux seroient comblés si je
voyois la plus grande partie des mères prendre soin elles-mêmes de leurs
enfans dans le temps où il est le plus
essentiel qu'elles le prennent. On ne
peut se douter combien il en périt en
nourrice, que lorsqu'on s'est beaucoup occupé de cet objet si intéressant. On ignore ceux qui y sont
morts, ceux qui sont en mauvais
état, et le nombre en est prodigieux
dans les grandes villes.

Quand on prend un intérêt bien
vif à quelque entreprise, on ne s'en
rapporte à personne pour la réussite.
On croit que l'on fera mieux que les
autres, et l'on a souvent raison. Le

zèle tient alors lieu de science, et apprend à connoître et à distinguer les moyens les plus sûrs pour arriver à son but.

N'est-il pas étonnant que tant de mères, qui chérissent leurs enfans, osent s'en rapporter à des étrangères sur les soins qui leur sont dûs, dans un âge où la moindre négligence peut causer des accidens qui ne disparoissent qu'avec la vie ? Ne devroit-on pas être effrayé des exemples trop multipliés qu'on a tous les jours sous les yeux ? S'il arrive des accidens sous les yeux de la mère, n'est-ce pas un grand avantage que d'être à portée d'y remédier promptement.

C'est l'intérêt vif et naturel qu'on prend à la conservation d'un enfant qui a déterminé une quantité de bonnes mères à prendre soin elles-mêmes de leurs nouveaux-nés. Quoiqu'elles n'ayent fait en cela que suivre l'instinct de la nature, elles méritent de grands éloges, puisque leur tendresse pour leurs enfans leur a fait affronter tous les écueils que l'usage et l'erreur ont multipliés. Il faut avoir bien du courage et de la fermeté pour persister dans une résolution combattue par les propos inquiétans des personnes qui n'ont pas réfléchi sur cet objet, et par ceux des personnes qui ont quelqu'intérêt à s'opposer à ce que l'on nourrisse. Il n'y a guère de femmes qui n'ayent une mère, ou un mari, ou des parens à combattre; toutes ont eu jusqu'à présent l'exemple de l'usage contraire; et les difficultés que, par mal adresse au moins, on a fait éprouver à plusieurs, n'en ont pas empêché un grand nombre de courir les mêmes risques. N'est-il pas touchant de voir des mères s'exposer volontairement à souffrir des douleurs violentes, qu'elles ont crues inévitables, pour alaiter leurs enfans ? N'est-il pas cruel de voir des gens s'obstiner à ne vouloir pas reconnoître et mettre en usage les moyens que l'on a de garantir de ces douleurs des femmes qui par leurs vertus, méritent un traitement plus doux ?

J'espère qu'il viendra un temps où il sera généralement prouvé par l'expérience, que les femmes peuvent nourrir sans éprouver de grandes difficultés; puisqu'il est certain que l'on a des moyens de prévenir l'amas du lait, qui est, je le répète encore, la seule cause de ces difficultés.

Si les femmes qui nourrissent à présent ont eu des sacrifices à faire, elles en sont bien récompensées par l'estime et le respect qu'elles inspirent pour elles aux personnes même qui les avoient blâmées du dessein de nourrir. Le succès les justifie, et tout le monde voit avec plaisir un enfant en bon état; on sait gré à sa mère des bons soins qu'elle prend de lui.

L'instinct animal qui porte les mères à prendre soin de leur fruit, n'est point une vertu dans l'état de nature; mais ne point s'écarter de cet instinct, malgré toutes les circonstances qui concourent à l'étouffer, dans l'état de société, c'en est une. Croire que quelqu'un dans le monde peut nous remplacer auprès de nos enfans, dans tous les points,

c'est une erreur ; les quitter sans in-
quiétude, c'est se mettre dans le cas
d'être bien humilié de la supériorité
de l'attachement d'un animal pour
son petit ; vouloir s'épargner ce que
l'on ne croit des peines, que parce
que l'on se fait une fausse idée du
bonheur, c'est s'exposer à beaucoup
d'accidens auxquels il est rare qu'on
puisse remédier.

ARTICLE TROISIÈME.

*Sur le danger et l'inutilité de pré-
parer, pendant la grossesse, le
sein des femmes qui se proposent
de nourrir leurs enfans.*

LE lait des femmes enceintes ne
gêne point leur sein lorsque l'on n'y
touche pas, Mais quand on veut être
plus sage que la nature, les efforts
que l'on fait pour préparer les bouts
du sein, soit en les suçant pendant
la grossesse, soit en les tirant avec
les doigts, et en les bassinant avec
quelque liqueur spiritueuse, soit enfin
en les faisant entrer dans des étuis
de bois ou d'ivoire; tous ces efforts,
dis-je, attirent et amassent le lait

dans le sein, irritent et enflamment
les bouts. Cet amas de lait dans le
sein et cette inflammation pendant
la grossesse, sont cause des difficultés
considérables que l'on éprouve, lorsqu'on commence à donner à teter,
et dont les personnes qui se rappro-
cheroient le plus de la marche de la
Nature après l'accouchement, ne
seroient pas exemptes. Je connois
plusieurs femmes qui, pour s'être
préparées, ont eu des abcès au sein
pendant leur grossesse; j'en connois
d'autres qui, par la même cause, ont
eu ce qu'on appelle la fièvre de lait
avant que d'accoucher; et toutes ont
eu les parties sur lesquelles l'enfant
doit agir en tetant, plus dures et
moins en état de s'alonger dans sa
bouche autant qu'il est nécessaire.
Les femmes même qui pourroient

croire que ces préparations leur auroient procuré des facilités, en auroient certainement eu beaucoup plus, si elles s'étoient interdit ces préparations.

Une dame très-connue, après s'être fait teter pendant six semaines avant que d'accoucher, avoit un amas de lait si considérable dans le sein, à l'instant même de la naissance de son enfant, que celui-ci n'a jamais pu teter. Cette dame n'a pas nourri, et son lait l'a beaucoup incommodée.

S'il m'étoit permis de nommer toutes les femmes qui ont eu lieu de se repentir d'avoir pris les nuisibles précautions dont je parle, je me flatte que loin d'écouter les personnes, quelles qu'elles soient, qui, sous le voile d'un zèle affectueux, en donnent le conseil, on les regarderoit au moins comme fort ignorantes.

Si les difficultés qu'on éprouve quelquefois, et qu'on ne devroit jamais éprouver en donnant à teter, n'étoient occasionnées que parce que les bouts du sein ne seroient pas formés, on ne souffriroit jamais à une seconde nourriture, puisque la première les a faits. Cependant il arrive constamment que les femmes, qui laissent écouler trop de temps après leur accouchement, sans donner à teter, souffrent à toutes leurs nourritures. Quelle en peut être la cause, si ce n'est l'amas du lait? Cet amas rend inutiles toutes les préparations qu'on a pu faire ; les bouts rentrent et s'applatissent, quelque formés qu'ils aient été, et l'on est tout étonné de voir qu'on s'est tourmenté bien inutilement.

3

Il y a plus, quand il seroit possible que pendant l'engorgement du sein, les bouts restassent alongés, un enfant ne pourroit pas encore teter alors, parce qu'il ne pourroit pas produire avec sa langue, sur un sein dur, les mouvemens qu'il est nécessaire que son action de teter y communique pour faire sortir le lait. Ce n'est pas sur les bouts qu'il est nécessaire qu'un enfant agisse, mais sur la partie du sein qui y tient, d'où le lait passe dans le canal des bouts pour tomber dans la bouche de cet enfant. Or, que les bouts soient alongés ou non, si la partie du sein qui y tient, et sur laquelle l'action de teter doit se faire, est dure, sans flexibilité, les efforts de l'enfant sont vains, il ne peut aspirer le lait, ni le faire sortir des vaisseaux par où il faut qu'il passe.

Ce n'est pas seulement le bout qui doit s'alonger dans la bouche d'un enfant, mais une partie du sein tout autour du bout doit être couverte par ses lèvres, pour qu'il puisse aspirer le lait. C'est donc de cette partie du sein, immédiatement après le bout, qu'il faut s'occuper, puisque c'est là que l'enfant produit l'action qui fait sortir le lait. Tout ce qu'il y a à faire pour que cette partie soit facilement mise en mouvement par l'enfant, c'est d'éviter tout ce qui pourroit l'empêcher de produire son action; c'est d'éviter l'amas du lait qui engorge les vaisseaux au point que le lait n'y peut plus passer. Quand il n'y a point d'amas de lait dans le sein, un mouvement de la langue de l'enfant suffit pour alonger le bout.

Au reste, que les bouts du sein

soient aussi applatis qu'il est possible qu'ils le soient, si on saisit l'instant où il y a peu de lait dans le sein pour commencer à donner à teter, je garantis que l'enfant atteindra facilement la partie sur laquelle il faut qu'il agisse avec sa langue en aspirant. En lui faisant prendre le lait à mesure qu'il remonte, on évitera la cause qui s'opposeroit à la facilité de son action.

Je prie les femmes qui croiroient avoir les bouts du sein trop applatis, de s'en rapporter à ce que je viens de dire, qui n'est que l'exposition de ce que j'ai constamment observé sur moi-même et sur toutes les femmes que j'ai eu occasion de voir. Je les prie de s'en rapporter à l'assurance que je leur donne, que leur enfant prendra leur sein facilement, pourvu qu'elles se mettent dans une attitude bien commode pour lui et pour elles, et qu'elles commencent presque aussi-tôt après l'accouchement. Excepté dans le cas où l'enfant seroit malade, et celui où il y auroit autour de lui ou de la mère quelque vêtement qui gêneroit, tout ira bien. Si quelque propos fait manquer le moment de la Nature, et est cause qu'on laisse le temps au lait de s'amasser dans le sein avant que de faire teter l'enfant, c'est alors qu'il faut s'attendre à beaucoup d'embarras.

Il arrive quelquefois que, sans amas de lait, le bout du sein enfle, devient rouge, et par conséquent douloureux en donnant à teter. Quand cela arrive sans qu'il y ait d'amas de lait dans le sein, ou pendant le cours de la nourriture, cela prouve que l'on est très-échauffé; il faut, dans ce cas, boire de l'eau d'orge, prendre des lavemens pendant quelques jours, et se priver de tous les alimens échauffans; mettre dessus les bouts, dans les intervalles qu'on ne donne pas à teter, des compresses trempées dans de l'eau de fleurs de sureau.

Lorsque les enfans ont des dents, souvent ils tetent sans mordre; mais quelquefois en jouant, lorsqu'ils n'ont plus faim, ils serrent le bout avec les dents. Pour les empêcher d'en prendre l'habitude, il faut, dès la première fois qu'ils le font, leur ouvrir la mâchoire avec le doigt en appuyant auprès du coin de la bouche entre les deux mâchoires. On pousse le bout du doigt jusqu'à ce que cela les force de lâcher; cette manœuvre les gène, sans leur faire de mal, et les corrige de jouer ainsi avec les dents.

Je sais que l'on fait encore courir un autre préjugé aussi ridicule et aussi dangereux que celui de la préparation des bouts du sein, pour empêcher les femmes de réussir aisément à nourrir leurs enfans. Si je pouvois prévoir de quels moyens on se servira, après ceux-ci, pour nuire aux femmes qui veulent nourrir, je préviendrois là-dessus; mais comme je les ignore, j'attendrai que l'on m'ait fourni l'occasion d'en parler; car j'avertis que je ne quitterai pas prise, et que je ne passerai sous silence aucunes des *gaucheries* avec lesquelles on abuse les bonnes mères, et on leur cause beaucoup de maux. Mais revenons à notre objet.

On disoit vulgairement, il y a quel-

ques années, que les femmes n'a-
voient du lait que le troisième jour
après leur accouchement, que les
enfans n'avoient pas faim en naissant, et que le premier lait leur faisoit mal. C'est en vain que l'on voudroit persuader tout cela à présent.
Il est reconnu très-publiquement que
les enfans ont de l'aptitude à teter
en naissant, qu'ils tetent, qu'ils trouvent du lait dans le sein de leur
mère, et que ce lait, loin de leur
faire du mal, leur est très-salutaire.
On a observé que les femmes qui
suivent la marche naturelle, sans
faire de fautes graves, réussissent
bien et sans embarras. A quoi faut-il
donc attribuer l'acharnement de vouloir persuader aux femmes la nécessité des deux choses qui sont les plus
capables de leur nuire, la prépara-

tion des bouts, et l'attitude de se tenir couchées à plat sur le dos? A quel dessein a-t-on toujours un tas d'exemples inquiétans à rapporter? Pourquoi donne-t-on trop de vin, des bouillons trop forts, ou des alimens qui disposent à la fièvre? Pourquoi fait-on tant de choses nuisibles, et qui seroient trop longues à détailler? De-là viennent les accidens multipliés que je veux prévenir. Qu'on ne s'y trompe pas, les femmes qui ont eu assez de fermeté pour se gouverner elles-mêmes et n'écouter aucun conseil, ont eu un brillant succès, tandis que celles qui ont pris ce qu'on appelle les meilleurs conseils ont échoué, malgré les précautions multipliées auxquelles on les avoit assujéties.

Je suis surprise que des personnes

instruites, croient les propos de tous ceux qu'elles voyent. Les mères, en nourrissant, accoucheroient plus rarement. Une femme que je connois, vient d'accoucher de son huitième enfant ; elle nourrit pour la première fois. Elle est accouchée tous les ans, depuis son mariage jusqu'à présent. Si elle avoit nourri plutôt, elle n'auroit pas eu une rente aussi régulière depuis huit ans.

On reconnoît d'autant mieux les inconvéniens, quand l'expérience a mis à portée de juger soi-même de ce qui est avantageux et de ce qui nuit. C'est apparemment un malheur attaché à l'humanité, de se mettre toujours dans le cas d'acheter son expérience, plutôt que de profiter de celle des autres.

Faut-il s'étonner si , lorsque par

mal-adresse ou par ignorance on a fait souffrir long-temps une femme, sa nourriture ne réussit pas pour sa santé ? Ajoutez à cela que les femmes, à force de s'entendre dire que nourrir les épuisera, n'osent plus donner à teter souvent, et par-là même, le lait diminue, les règles reviennent, l'appétit s'en va. On croit devoir manger par raison, et on se perd l'estomac; on devient foible, et on n'a plus la force de se promener; on croit avoir fait merveille, quand, une fois par semaine, on a un peu marché; et l'on croit, qu'au coin de son feu, sur un siége échauffant, dans une chambre chaude, sans air et sans exercice, après avoir essuyé une maladie (car on trouve le secret d'en faire une des couches) on doit se porter parfaitement bien : et moi, je sais qu'au contraire on doit, en se gouvernant ainsi, avoir beaucoup de mélancolie, beaucoup de mal-aise et d'incommodités, peu d'appétit, et peu de sommeil.

Que conclurons-nous de tout ce ce qui vient d'être dit? qu'en général on se fait une affaire d'une trop grande importance de nourrir; qu'à force de vouloir prendre trop de précautions mal entendues, on se nuit; que la plupart des femmes riches des grandes villes sont foibles. Ce n'est pas de la faiblesse de leur corps dont je veux parler. On parvient, par une bonne manière de se gouverner, a fortifier le corps, à moins que le mal ne soit trop grave. Mais la foiblesse de l'ame se guérit d'autant plus difficilement, que l'on ne manque jamais de gens qui s'empressent de l'augmenter; d'ailleurs en citant des exemples décourageans, on n'a pas soin de dire que le mal est arrivé par la faute de quelqu'un.

Pnisque les citations font effet, citons donc aussi. Une dame que je connois, a entrepris de nourrir son premier enfant. Mais, disoit-on, elle n'avoit pas de lait, en conséquence elle n'a point nourri. Comme l'embarras qu'elle a eu pour faire passer son lait lui a prouvé qu'on l'avoit trompée, elle a nourri son second enfant pendant dix-neuf mois; mais non pas sans faire beaucoup la mignarde, quoiqu'elle se portât bien et son enfant aussi. Elle eut un troisième enfant qu'elle n'essaya pas de nourrir, et toutes les précautions qu'elle prit pour détourner son lait furent vaines. Il lui resta tant de lait qu'elle fut obligée de se faire teter par une fille qui étoit à son service. Sa santé s'étoit dérangée, avant qu'elle prît ce parti, assez pour la faire appercevoir qu'elle s'étoit bien portée en nourrissant. D'autre part, l'enfant qu'elle avait mis en nourrice avait mal rencontré, quoique l'on s'en fût rapporté sur le choix à quelqu'un qui aurait dû s'y connoître. On le changea de nourrice, et il ne rencontra pas mieux. Enfin la mère l'a retirée en si pitoyable état, qu'il s'en sentira toute sa vie. Cette dame nourrit actuellement son quatrième enfant; elle se porte bien et elle le sait. Il ne falloit pas moins que ces leçons-pratiques pour qu'elle sût à quoi s'en tenir sur l'effet que produit la nourriture dans la santé d'une femme. Elle est bien résolue à présent à ne plus mettre d'enfant en nourrice. Cette même dame a deux belles-sœurs qui nourrissent tous leurs enfans avec le plus grand succès.

Une autre dame étoit grosse de son troisième enfant; elle n'avoit pas nourri ses deux premiers; elle s'en repentoit, car ils sont d'un tempérament délicat et valétudinaire. Elle avoit pris la résolution de nourrir celui dont elle étoit grosse. Elle m'écrivit, et me fit part de quelques doutes qu'elle avoit sur le temps où il falloit commencer à donner à teter. Elle avoit lu dans *l'Avis au Peuple sur sa Santé*, de M. Tissot, qu'il ne faut pas donner de lait à un enfant avant que le *méconium* soit bien évacué, et qu'un des moyens de cette évacuation est de ne point lui donner de lait les vingt-quatre premières heures de la vie. Elle avoit lu d'un autre côté, que j'insiste sur la nécessité de donner à teter le plutôt possible après l'accouchement. Elle croyoit appercevoir une sorte de contradiction entre les conseils de M. Tissot et les miens. Mais je lui fis sentir dans mes réponses que l'illustre médecin de Lausanne, cet homme si sensible aux maux de la partie des hommes la plus utile et la moins secourue, n'avoit sûrement voulu interdire à un enfant, pendant les premières vingt-quatre heures de sa vie, qu'un lait étranger à celui de sa mère; et que j'étais parfaitement d'accord avec lui puisque je dis positivement : *L'enfant que l'on donne à la nourrice doit être vingt-quatre heures sans teter ; et celui que la mère nourrit doit teter*

dans les premières heures de sa naissance, parce que le lait de la mère nouvellement accouchée est plus purgatif que celui de la nourrice; et au contraire le lait de la nourrice est trop nourrissant pour l'enfant qui n'est pas encore évacué. « Lisez, ajou-
» tai-je à cette dame, dans *l'Avis au*
» *Peuple*, ouvrage dont *un des grands*
» *buts*, comme le dit l'Auteur, *est*
» *l'épargne des maux artificiels*, les
» articles qui concernent les femmes
» et les enfans, et vous serez convain-
» cue que M. Tissot parle d'après l'u-
» sage général de mettre les enfans en
» nourrice, et non d'après la pratique
» de les nourrir soi-même ».

Cette dame, d'après cette expli-
cation n'a plus eu de doutes, elle a
donné à teter à son enfant peu
de momens après être accouchée,

et elle jouit du plus heureux succès.

Une dame vint chez moi il y a quelques mois; elle étoit suivie d'une remueuse qui portoit un enfant dans son berceau. «Je viens, me dit-elle, »vous remercier du service impor-»tant que vous m'avez rendu. Cet »enfant, madame, est autant à vous »qu'à moi. C'est à vos avis qu'il doit »l'avantage d'être nourri par sa »mère, et que je dois le plaisir de le »nourrir».

Cette dame me conta qu'elle étoit accouchée depuis six semaines; que tout aussi-tôt qu'elle avait été remise dans son lit, elle avoit donné une commission pour un quartier assez éloigné de sa demeure, à sa garde; qu'aussi-tôt qu'elle fut seule, elle donna à teter à son enfant, qui prit le sein à merveille; lorsque la garde rentra , son enfant avoit teté cinq fois pendant son absence ; celle-ci parut étonnée de sa résolution , mais elle se conduisit d'ailleurs fort bien , parce qu'elle vit bien , ajouta-t-elle , qu'elle ne seroit pas écoutée , si elle donnoit des conseils contraires au plan qu'on s'étoit proposé de suivre. Cette personne jeune et jolie , qui me parloit ainsi , avoit un teint fleuri et jouissoit d'une santé brillante; son enfant étoit gras , d'une chair ferme , et déja vive et animée. Elle n'avoit éprouvé aucunes douleurs , aucun embarras en donnant à teter. J'ai vu plusieurs fois depuis , cette dame et son enfant. Si je voulois peindre la santé personnifiée , je peindrois cette femme et son enfant. La mère ne doit compter que sur elle-même pour le succès de son entreprise ,

qui dépend entièrement d'elle , lorsque personne n'interrompt ses opérations.

ARTICLE QUATRIÈME.

Des pratiques à observer après l'accouchement, et pendant qu'on nourrit.

LES intestins des nouveaux-nés sont remplis d'une matière noire que l'on appelle *méconium*. Il est essentiel pour la santé d'un enfant que cette matière soit bien évacuée dans les premiers jours de sa naissance. La nature en a préparé les moyens, en rendant purgatif le premier lait des mères.

Presque aussi-tôt que les enfans sont nés, avant qu'ils s'endorment, et toutes les fois qu'ils se réveillent, ils cherchent à teter. J'ai fait cette observation sur un assez grand nombre d'enfans, pour être sûre qu'elle est constante. Il faut profiter de cette indication naturelle·pour leur donner le sein, fût-ce même pendant la nuit, plutôt pour les purger que pour les nourrir. Lorsque l'on manque le premier moment où les enfans cherchent à teter, on est ordinairement plusieurs heures sans pouvoir leur faire prendre le sein, parce qu'ils ont commencé leur premier somme, qui est quelquefois long. Au contraire, lorsqu'ils ont teté dans la première ou la seconde heure après leur naissance, ils cherchent souvent à recommencer. Ces premiers momens passés, le sein s'emplit de lait insensiblement; et plus on tarde à donner à teter, plus on risque de souffrir. Si on laisse prendre aux enfans leur premier sommeil avant que de leur donner à teter, il peut s'écouler douze ou quatorze heures avant qu'ils soient bien éveillés, et qu'on puisse commencer à leur donner le sein. On est exposé dans ce cas à souffrir pendant les premiers jours. Il faut donc profiter des premiers momens, puisqu'ils sont si précieux : il est reconnu qu'il y a du lait dans le sein d'une femme aussitôt qu'elle est accouchée; il est essentiel qu'il soit évacué à mesure qu'il monte, afin qu'il ne s'en fasse point d'amas.

Les femmes qui ont beaucuop de lait ont le sein déjà gonflé et tendu, douze ou quatorze heures après leur accouchement. Les bouts sortent alors plus difficilement, et l'enfant a de la peine à les prendre. Lorsque le sein est plein, le bout ne peut pas entrer assez avant dans la bouche de l'enfant ; il le serre avec ses gencives, et c'est-là ce qui l'écorche. Si cette difficulté fait attendre plus tard, le succès n'est plus sûr : si l'on attend au deuxième ou troisième jour, l'enfant ne peut souvent plus prendre le bout ; s'il le prend, ce n'est qu'avec peine, et la mère souffre beaucoup, parce que la peau est très-tendue par la plénitude du sein, et qu'elle est même irritée et enflammée par la fièvre de lait qu'on a eue, et qu'on n'auroit point, ou presque point eue, si l'on avoit donné à teter dans les premières heures après l'accouchement ; et si l'on n'a pas soin de faire détendre promptement le sein, le lait s'y arrête, y prend un caractère de corruption, et finit par causer des accidens. Tout dépend de commencer assez tôt, et de donner souvent à teter dans les premiers jours.

Lorsqu'on a trop laissé emplir le sein, il faut mettre dessus un cata-plasme de lait et de mie de pain, en attendant qu'on ait de petits chiens de la grosse espèce pour le vider, ce qui est le seul moyen sûr et prompt, lorsque l'enfant ne peut pas teter fa-cilement. Quand l'enfant ouvre la bouche toute grande après avoir es-sayé de teter, et qu'il retire sa tête en criant, il n'en faut pas conclure, comme l'on fait ordinairement, qu'il n'a pas faim, mais que le sein est trop plein, et que l'enfant ne peut plus prendre le bout, parce que la peau est tendue; il faut alors tirer promptement beaucoup de lait pour vider le sein.

L'enfant le plus nouveau-né est

susceptible d'une sorte d'éducation que la nature et l'instinct lui donnent. Il ne faut pas que l'homme et l'art la contrarient. Le lait de la femme nouvellement accouchée vient facilement; l'enfant, en s'agitant, aspirant, remuant les lèvres et la langue, en attire aisément quelques gouttes. Le plaisir qu'elles lui donnent lui fait répéter la même manœuvre, et de ce moment l'enfant sait teter.

Si au contraire on le prive du sein, il faut bien lui donner quelque chose ; c'est ordinairement de l'eau sucrée ou du lait coupé. Pour les recevoir, il n'a que la bouche à ouvrir , et l'opération de succion que lui indique la nature n'est pas applicable à cette manière d'obtenir le fluide sucré qu'il desire vaguement. La cuiller la lui fournit, ouvrant la bouche après avoir crié. Sa première leçon se trouve donc celle de crier et d'ouvrir la bouche; c'est la seule chose qui lui ait procuré du plaisir. Lorsqu'on le porte au sein ensuite, il crie, il ouvre la bouche, il attend le lait sans presser le mamelon. Le lait ne coule point, et l'enfant se dépite. Alors on prétend qu'il ne peut pas teter, qu'il n'a pas besoin, que la mère se fatigue inutilement. On remporte l'enfant, on lui redonne à boire, le lait s'accumule au sein de la mère, et toutes les difficultés sont beaucoup accrues.

On dit communément que toutes les femmes souffrent des bouts à leur première nourriture, parce qu'il faut que les *cordes* se cassent. Cela n'est point vrai. Ces prétendues cordes ne sont autre chose que de petits vaisseaux qui se rompent lorsqu'il y a irritation par l'amas et le séjour du lait dans le sein. On sent alors un tiraillement pendant que l'enfant tete. Voilà ce que les nourrices appellent les cordes. Lorsqu'on commence assez tôt, et que l'on donne assez souvent à teter pour ne pas laisser séjourner le lait et tendre la peau, l'on ne sent point ces tiraillemens, et les bouts ne s'applatissent pas, même à la première nourriture. Il y a beaucoup de villages où toutes les paysannes souffrent pendant les premières semaines toutes les fois que l'enfant tete, parce qu'elles sont dans l'usage d'attendre, pour commencer, ce qu'elles appellent *la montée* du lait, c'est-à-dire deux jours. Si personne ne leur démontre la cause de leurs souffrances, il se passera peut-être encore un siècle avant qu'aucune d'elles s'avise de faire autrement que sa voisine. Voilà le sort des gens qui ne sont pas sur la voie d'observer ; ils ne connoissent qu'une routine bonne ou mauvaise. On voit par-là qu'il ne faut pas toujours s'en rapporter aux femmes de la campagne sur la manière la plus aisée de commencer à nourrir.

Les enfans seroient incommodés du lait d'une nourrice, s'ils le prenoient avant que leur méconium fût bien évacué. Le lait de la nourrice n'étant plus séreux, il n'est plus purgatif; il est nourrissant, et par conséquent, entrant dans un estomac trop foible pour lui et rempli encore de ses impuretés, il n'y peut causer que des indigestions. Il est essentiel de distinguer ces deux cas. L'enfant que l'on donne à une nourrice doit être vingt-quatre heures sans teter ; et celui que la mère nourrit doit teter dans les premières heures de sa naissance.

Comme il n'y a point d'amas de lait dans le sein dans les premières heures de l'accouchement, on ne s'apperçoit pas que l'on en a ; cependant l'enfant tire, et il avale : mais souvent il remonte plus de lait que l'enfant n'en tire.

Lorsqu'une femme s'apperçoit, dans les premiers jours de son accouchement, qu'elle a plus de lait que son enfant n'en prend, il seroit très-prudent de sa part d'en faire tirer pour éviter toute tension dans le sein. Une petite bouteille d'apothicaire, dont on chauffe le cul, et dont on met le goulot sur le mamelon, est fort bonne pour prévenir l'amas du lait. On se trompe presque toujours sur la quantité de lait qu'il y a dans le sein; il peut y en avoir de quoi donner à teter pendant une heure de suite, sans que la peau soit tendue et que le sein paroisse plein. Ainsi il est toujours plus prudent et plus aisé de prévenir l'amas de lait que d'attendre qu'il gêne.

Le sein picote lorsque le lait monte avec surabondance; on en sent le mouvement parce qu'il tend la peau, et beaucoup de femmes concluent que ce n'est que du jour que le lait gonfle le sein, qu'il monte, sans penser qu'il y soit resté du lait des jours précédens.

Le troisième et le quatrième jour de l'accouchement, on croit que le lait monte plus souvent et plus abondamment, parce que celui des jours précédens n'étant point, ou pas assez évacué, celui qui survient gêne plus que celui du premier jour, qui, ayant assez de place dans le sein, ne tendoit pas la peau, et ne se faisoit pas sentir.

C'est de-là qu'on a tiré la conséquence que le lait ne monte que le troisième jour. Cette erreur n'est point étonnante, puisqu'il faut être femme, avoir nourri, et être sur la voie d'observer, pour bien connoître la marche du lait. D'après l'opinion où l'on étoit qu'il n'y a du lait dans le sein d'une femme que le deuxième ou troisième jour après son accouchement, on regardoit cette époque comme le moment propre à commencer à donner à teter, et voilà le mal.

Le lait qui séjourne dans le sein, y acquiert une qualité putride, nuisible : au lieu d'être clair comme le premier jour, il se tourne pour ainsi dire en crème qui, ensuite rancit, devient épaisse et jaune comme du pus. C'est de-là vraisemblablement que quelques personnes ont conclu que le premier lait est mauvais pour les nouveaux-nés. Il faut entendre par premier lait, celui du jour de l'accouchement, et non pas le premier qui sort du sein quelques jours après.

On doit appercevoir, par tout ce qui vient d'être dit, les motifs qui me font insister sur la nécessité de commencer à donner à teter le jour même de l'accouchement, et de donner souvent pendant le premier mois. Il est important de savoir qu'il ne suffit pas qu'un enfant ait le bout du sein dans la bouche pour qu'il tire du lait, il faut encore qu'une portion du sein y soit. S'il ne tient que le bout, il le presse sans rien tirer, l'irrite et le tourmente. Il est donc essentiel, quand on présente un enfant au sein, 1°. qu'il n'ait aucun vêtement qui gêne les mouvemens de son corps; qu'il n'y ait rien autour de la mère qui empêche l'enfant d'être collé à elle et de la sentir : 2°. qu'il soit tellement à son aise que le bout soit dans le fond de sa bouche, et que ses gencives puissent agir sur le sein même, ce qui ne peut se faire que quand il est flexible et élastique : 3°. il faut que la mère cherche elle-même l'attitude la plus favorable pour que son sein tombe, pour ainsi dire, tout seul dans la bouche de l'enfant. Il faut que ce bout soit entre la langue et le palais; c'est de-là qu'on tete, et non pas des gencives ni des lèvres.

Il ne faut point adopter des systêmes qui tendroient à régler les enfans, dès leur naissance, pour les heures de teter : ce seroit les faire pâtir. En prenant souvent, leur estomac est moins fatigué, que lorsqu'ils tetent rarement et trop à la fois. Quand ils ont quelques mois, ils s'accoutument tout naturellement à teter moins souvent : il n'est pas si incommode qu'on se l'imagine de donner à teter la nuit. Tout est d'habitude ; on se rendort très-facilement après avoir donné à teter, et l'on dort d'un meilleur sommeil. Lorsque l'on n'a personne pour veiller sur l'enfant la nuit, le moyen le plus sûr de l'empêcher de crier et de pouvoir bien dormir soi-même, c'est de le garder au sein en se mettant dans une attitude commode pour soi et sûre pour l'enfant. On s'habitue aisément à se rendormir pendant qu'il tete ; au lieu que, lorsque l'on veut le recoucher, quoiqu'il ait assez teté, il crie parce qu'il veut sentir la chaleur de la mère pendant les premiers mois.

Il faut choisir, ou de donner à teter promptement après l'accouchement, ou de s'exposer à souffrir du mamelon. Pour ne pas se fatiguer lorsque l'on donne à teter, il faut se coucher de son long, avoir les reins et la tête un peu élevés et soutenus, se tourner sur le côté, passer un bras sous le cou de l'enfant, auquel on donne à teter dans cette attitude, sans se fatiguer du tout. Si le bout du sein n'est pas bien sorti, il faut le tirer en mettant la noix d'une pipe dessus et le tuyau dans sa bouche, et en aspirant légèrement. On fait cette petite opération dans le moment même où l'on veut donner à teter ; et ce moment doit être celui où l'enfant est bien éveillé. C'est aussi celui de regarder si l'enfant n'a point le filet : ce qui au reste est très-rare.

En mouillant le bout avec un peu de lait tiède, ou même avec de la salive, après l'avoir tiré avec la pipe, on présente l'enfant qui cherche pendant quelques instans, que l'on aide un peu, qui saisit enfin le bout et le sein, et qui tete.

Lorsqu'on a trouvé une attitude commode, il est bon de garder un peu de temps l'enfant auprès de soi et sur son sein, afin qu'il se mette bien en train de teter. Les nouveaux-nés tirent peu de lait à la fois, et s'endorment sur le sein presque aussitôt qu'ils ont pris le bout. Les premières heures sont le temps le plus favorable pour former le bout, parce que le sein n'étant pas encore plein, l'enfant se dispose alors facilement. Il faut présenter le sein à l'enfant avec persévérance pendant les six premières heures, en lui donnant toutes les facilités possibles. On ne risque point alors de s'engorger le sein ; mais si, par quelque cas particulier, il se passe quinze heures avant que l'enfant ait teté, et qu'au lieu de prendre le bout, il crie lorsqu'il l'a dans la bouche, c'est signe qu'il est trop tard. Il ne faut pas s'obstiner à cette époque ; cela seroit inutile et dangereux : il faut mettre sur-le-champ des cataplasmes, jusqu'à ce que l'on ait trouvé de petits chiens . pour vider le sein promptement.

Une femme qui seroit livrée à elle-même, aux sentimens naturels qu'elle éprouve, après être accouchée, auroit son enfant auprès d'elle, et tout machinalement lui donneroit à teter dès le premier moment qu'il chercheroit, aussi souvent qu'il en demanderoit, et ne sentiroit aucune douleur. Ce sont les conseils que l'on écoute, les systêmes que l'on adopte, les différens avis que l'on prend, qui les occasionnent. Je promets un succès complet à toutes les femmes qui voudront commencer à donner à teter dès le premier moment où l'enfant cherche à se satisfaire. Pour cet effet, il faut qu'il soit mis sur le lit de la mère aussi-tôt qu'il est accommodé, afin qu'elle puisse épier elle-même le moment. S'il disparoît de devant ses yeux, je ne réponds plus de rien : j'ai de fortes raisons pour parler ainsi.

Il y a trois degrés dans l'entreprise de nourrir. On réussit, sans aucun inconvénient, sans souffrir, quand on s'y prend bien, c'est-à-dire, quand on saisit le premier moment où l'enfant cherche à teter; on réussit encore, mais en risquant de souffrir, en ne commençant que douze heures après l'accouchement. Cette douleur du mamelon n'est point dangereuse, et se passe dans peu de jours, lorsque le sein n'est point engorgé; et il ne l'est que quand on attend trop pour commencer, quand on ne donne pas assez souvent à teter, ou lorsqu'on commet quelque imprudence. Si cet engorgement n'est pas dissipé promptement, il vient des abcès au sein. Il faut, dès que l'on s'apperçoit que le lait ne sort pas facilement, mettre sur le sein un cataplasme de lait et de mie de pain, et le laisser jusqu'à ce que le lait coule. Ce moyen est immanquable, pourvu qu'il ne soit pas employé trop tard. On donne ensuite à teter à l'enfant dès que le sein est détendu. Il faut avoir les mêmes soins pour les deux côtés, et donner à teter autant de l'un que de l'autre, sans quoi l'on risqueroit de n'avoir qu'un côté qui fournît du lait, ce qui seroit incommode, sans cependant être dangereux. Tant que le lait sort facilement, quoique le sein soit plein et le bout douloureux, le cataplasme n'est pas nécessaire, et l'on n'a point d'accident à craindre.

Ce qui indique le plus sûrement

que le cataplasme est nécessaire, ce sont les parties dures qu'on sentiroit dans le sein. Lorsque le lait est engorgé, il y a toujours de ces parties dures qu'on distingue aisément des parties molles.

Je crois devoir prévenir sur le danger d'ajouter au cataplasme de lait et de mie de pain, du safran et des œufs, cela enflamme; au lieu qu'il faut produire un effet contraire. J'ai vu arriver des accidens fâcheux de ces mélanges, sur-tout si on les applique lorsqu'il y a encore de l'inflammation.

On risque enfin de ne point réussir à nourrir, si l'on ne commence que le troisième jour; et si l'on réussit, ce n'est que parce qu'on a un courage opiniâtre à souffrir les douleurs vives et longues que l'on éprouve alors nécessairement. Un lait qui a séjourné trois jours dans le sein, qui a essuyé l'effet d'une fièvre, qui a pris par conséquent un caractère de corruption, doit irriter et enflammer les parties où il s'arrête, et ces parties doivent nécessairement être douloureuses.

Le lait d'une nourrice est peut-être la cause principale des gourmes que l'on voit jeter à presque tous les enfans, et le germe de différentes maladies, qu'on est assez dans l'opinion de leur croire naturelles. Ce qu'il y a de certain, c'est qu'on est bien peu en état de dire ce que les enfans seroient, s'ils étoient gouvernés comme ils devroient l'être; puisque très-peu sont nourris par leurs mères dans les villes. Ces enfans, bien loin d'avoir reçu le lait séreux qui les auroit purgés, et qui auroit disposé leur estomac à digérer celui qui vient après avec une qualité nutritive, en ont reçu un qui dérange peut-être plus qu'on ne pense tout le jeu de leurs foibles organes. On dit tous les jours que les petits des animaux sont bien plus heureux que ceux des hommes; que ceux-ci sont sujets à une multitude d'infirmités, dont les premiers ne paroissent pas attaqués. Cette observation est vraie; mais elle étonneroit moins, si l'on faisoit attention que les animaux suivent par instinct la marche de la nature, et que nous nous en écartons à force de vouloir raisonner. Les petits des animaux restent auprès de leurs mères; et celles-ci les laissent faire dès le premier moment qu'ils cherchent à teter.

On comprend aisément que je ne suis pas garante des événemens ex-traordinaires, comme de la grande foiblesse d'un enfant, ou des incommodités particulières à la mère. Ces cas exceptés, et qui sont rares, il faut choisir, ou de n'adopter que mon plan, ou celui de la personne en laquelle on a le plus de confiance. Ce n'est pas ici le lieu de dire que deux avis valent mieux qu'un. Si plusieurs personnes se mêlent de diriger, tous les avis seront différens, et ne feront qu'inquiéter la mère. Il faut un plan suivi; et lorsqu'on en a adopté un avec connoissance de cause, on ne doit plus écouter aucun propos.

Malgré tous les soins que je prends pour prouver que les difficultés que l'on a éprouvées jusqu'à présent ne viennent que de l'amas du lait, et pour faire comprendre les moyens faciles d'éviter cette cause unique des embarras où l'on se trouve souvent, je n'ose encore me flatter de persuader ces vérités, vû les propos que tous les gens qui entourent les femmes tiennent sur une pratique qui leur paroît si nouvelle, et cependant contre laquelle ils ne peuvent trouver aucun inconvénient réel. La marche que je propose est celle de la nature. Les habitans des campagnes ne peuvent plus nous servir de modèles à cet égard. Les sages-femmes ont établi des systêmes qui leur causent des accidens. Ce n'est donc que dans les animaux que nous pouvons étudier la nature; encore faut-il que les hommes ne se soient pas mêlés de leurs affaires; car une chienne ou

une chatte, à laquelle on a ôté quelques-uns de ses petits, doit souffrir
en donnant à teter à ceux qui lui
restent, ayant alors plus de lait qu'il
n'en est tiré ; au lieu que les animaux
qui sont livrés à eux-mêmes, donnent
à teter à leurs petits aussi-tôt qu'ils
sont nés ; et ils n'éprouvent aucun
accident quand on n'a rien fait qui
puisse leur nuire.

On croit se procurer des facilités
en employant plusieurs personnes
autour de soi : une seule est plus que
suffisante pour la mère et pour l'enfant. Tout le reste nuit ; encore faut-
il que cette personne soit plus docile
que savante, puisqu'il faut que ce
soit la mère qui gouverne, au lieu
de se laisser gouverner. Les visites
sont aussi très-nuisibles pendant les
premiers jours après l'accouchement.

Tout ce qui interrompt les opérations de la mère et de l'enfant, ce qui contrarie, ce qui cause du mouvement et de l'agitation, est à éviter. Les grands parens, que l'on croit ne pas pouvoir se dispenser de recevoir, font souvent beaucoup de mal par un zèle inconsidéré. Il seroit à souhaiter que les couches d'une femme fussent ignorées pendant huit jours. Ces précautions sont plus nécessaires qu'on ne pense. J'ai vu plusieurs femmes inquiétées, désolées et découragées par les différens propos des allans et venans. J'ai vu des cas où une sentinelle à la porte de la chambre de l'accouchée auroit été beaucoup plus utile qu'une garde auprès de son lit.

Le jour du baptême cause ordinairement de l'émotion à l'accouchée. Elle se croit obligée de recevoir le parrain, la marraine, qui font du mouvement, parlent, font parler, causent des soins qui agitent, qui échauffent, et dont le danger est augmenté par l'habitude où l'on est de fermer les rideaux autour du lit. Cette dernière pratique concentre les mauvaises odeurs et échauffe la tête. Les couchers trop chauds enflamment les reins, constipent, et provoquent les pertes. On devroit avoir soin de mettre le lit de plumes par-dessous tous les matelas. Il faut s'arranger de manière à être toujours au même degré de chaleur sans suer, parce que le moindre souffle de vent arrêteroit la transpiration, et pourroit causer de l'engorgement dans le sein. Les sueurs, en pareils cas, font évaporer les parties les plus déliées du sang, et lui font prendre uné disposition inflammatoire.

La chambre d'une femme en couche est toujours assez chaude pour qu'il ne soit pas nécessaire de garnir l'accouchée plus que dans un autre temps. On évite par-là de lui faire éprouver le passage subit du chaud au froid. Il ne faut pas qu'une femme en couche s'expose à se blesser, en voulant marcher trop tôt. Mais elle peut sans danger, lorsqu'elle a bien donné à teter dès le premier jour, se tenir sur une chaise longue dès le cinquième de ses couches, si elle n'a point le sein gonflé, et même plutôt en été. Elle peut changer de linge dans le même temps, et faire renouveler l'air de sa chambre. Tout cela étant fait avec précaution, contribue beaucoup à donner promptement des forces et de l'appétit.

Les femmes qui auront commencé à donner à teter le premier jour, et qui en auront donné souvent, ne se sentiront pas le sein gonflé par le lait le troisième ou quatrième jour, comme il arrive ordinairement. On pourroit inférer de-là, et très-mal-à-propos, que l'on n'a pas assez de lait ; mais on doit comprendre que le lait ne doit jamais gonfler le sein, quoique l'on en ait beaucoup, lorsque l'enfant le tire à mesure qu'il monte.

Ce que je dis de cette mauvaise conclusion, est arrivé bien des fois. La quantité des alimens doit être réglée sur le besoin qu'on a de manger. Ce que l'on mange sans appétit fatigue l'estomac au lieu de nourrir. Il est prudent de ne point faire usage de viande pendant les sept ou huit premiers jours, et de ne boire que de l'eau rougie, qui ne soit ni chauffée ni rafraîchie. Après le cinquième jour, il faut prendre quelques remèdes d'eau tiéde.

Les personnes qui ont été élevées délicatement doivent éviter, pendant les premiers mois après leurs couches, de s'asseoir sur l'herbe, ou sur des endroits humides, et de toucher des choses assez froides pour saisir. Ces imprudences pourroient engorger le sein assez pour empêcher l'enfant de teter. Lorsque cet accident arrive, il ne faut lui donner que le côté qu'il prend et d'où il tire du lait le plus facilement, et ne pas le tourmenter pour lui faire prendre l'autre, mais travailler promptement à le dégorger. Il est prudent, en pareil cas, de se tenir au lit. Un cataplasme de lait et de mie de pain est encore, dans cette circonstance, le plus sûr remède, pourvu que l'on ait soin de l'ôter dès que le lait coule, et de donner à teter tout de suite, afin de ne pas laisser le temps au lait de prendre d'autres voies. Il ne vient jamais de mal au sein, que par des engorgemens négligés. En y remédiant promptement, ils n'ont aucune suite fàcheuse.

Quand les bouts sont irrités, enflammés et douloureux, lorsque le sein est trop tendu, et que le lait n'en coule pas facilement, il faut suspendre son entreprise, faire usage de cataplasmes, et ne point faire de traitement particulier pour guérir les bouts. Le repos et les cataplasmes suffisent pour tout remettre dans l'état où il doit être. Il est essentiel de ne point cesser l'usage des cataplasmes, et de ne point recommencer à donner à teter que lorsque le sein est bien flexible, qu'il est, en un mot, dans le même état où il étoit au moment de l'accouchement. Il faut que tout le lait qui s'étoit amassé dans le sein, en sorte, et que l'enfant en fasse revenir un nouveau en tetant. Qu'on ne s'inquiète point de l'évacuation de tout le lait qui étoit dans le sein ; il n'est point de femme qui, après avoir fait tout ce que l'art suggère pendant six semaines pour faire passer son lait, ne soit encore en état de nourrir, si elle le vouloit. Ce que j'avance ici est un fait dont je me suis assurée sur plusieurs femmes qui ont été bien étonnées de se trouver capables d'être nourrices, lorsqu'elles croyoient n'avoir plus de lait du tout.

Ceci prouve qu'il faut nourrir, ou se résigner à éprouver tôt ou tard les ravages du lait.

On peut être sûr d'avoir encore assez de lait après avoir interrompu sa nourriture pour la recommencer; la succion le rétablit dans son cours naturel. Comme, dans l'état de société, il ne nous est pas toujours possible de nous conduire aussi simplement qu'il seroit nécessaire, j'indiquerai encore une pratique au moyen de laquelle on pourra prévenir tout amas de lait. J'avertis qu'elle sera rarement nécessaire aux personnes qui auront suivi exactement la marche de la nature. Ce sera aux femmes à juger elles-mêmes, et sans s'en rapporter à qui que ce soit, du besoin de faire usage de cette pratique. Elle consiste à tirer soi-même du lait de

son sein en le pressaut simplement
entre le doigt du milieu de la main
et celui d'auprès le pouce sur les parties qui sont autour du bout, et en
glissant cette pression jusqu'à la partie inférieure du bout. Cette opération se fait fort facilement. Le doigt
du milieu sert de point d'appui, et
celui d'auprès le pouce fait un petit
mouvement de haut en bas, aidé du
pouce même.

Cette pratique est infaillible pour
prévenir l'amas du lait; mais si l'on
attendoit qu'il fût formé, il ne seroit
plus facile de le détruire avec les
doigts. Les ustensiles de verre dont
on se sert quelquefois pour tirer du
lait, me plaisent moins que l'opération simple que je viens d'indiquer,
parce que, quand on ne prend pas
beaucoup de précaution pour les re-

tirer, ils font mal au bout. Le moyen que je propose de tirer du lait avec les doigts n'est pas pour le cas d'engorgement, mais seulement pour le prévenir, et pour s'assurer qu'il n'en viendra pas. Ce moyen ne doit point autoriser à négliger de suivre d'ailleurs les indications de la nature. Ce qui annonce qu'il est prudent de tirer du lait avec les doigts, est quand on sent que l'enfant serre les bouts et qu'on les sent chauds, quoiqu'ils ne soient pas douloureux : cela indique qu'il commence à y avoir dans le sein plus de lait qu'il n'en faut. Pour éviter que la surabondance n'augmente, il est prudent de saisir le premier instant sans différer pour tirer du lait, et de recommencer cette opération autant de fois que les circonstances l'indiqueront nécessaire. Il faut à chaque fois en tirer la quantité d'un demi-gobelet. Si le lait ne sort pas facilement, c'est signe que l'on a trop attendu à le tirer. Il est nécessaire d'avoir recours alors aux moyens indiqués ci-dessus.

Ce n'est jamais que par la faute de quelqu'un qu'on en vient au point d'avoir besoin des autres secours, puisqu'il n'y a jamais d'autres causes de douleur et d'embarras, en donnant à teter, que l'amas du lait, et qu'on a des moyens sûrs d'éviter cet amas. Toutes les femmes peuvent nourrir sans souffrir, et peuvent ne point se mettre dans le cas d'avoir à réparer, en se servant des moyens qu'on a pour éviter le mal, puisqu'on en connoît la cause.

S'il est vrai qu'il y ait des femmes qui n'aient point de lait, ce cas est plus rare qu'on ne pense. J'en connois à qui l'on a persuadé qu'elles n'en avoient point, et que l'on a trompées. Elles s'en sont bien apperçues. J'en ai vu une qui après avoir cessé, le quatrième jour de ses couches, de donner à teter à son enfant, parce qu'on lui avoit assuré qu'elle manquoit de lait, être bien malade. Le peu de lait qu'on prétend avoir n'est pas une raison qui doive dispenser de nourrir. Lorsqu'on est bien sûr que le lait de la mère ne suffit pas à l'enfant, on peut y suppléer par des nourritures faites avec soin. La qualité du lait est préférable à la quantité, et celui de la mère est toujours le meilleur. Ses soins d'ailleurs, que rien ne peut suppléer, sont aussi nécessaires à son enfant que son lait. De plus la quantité de lait dépend en partie de la manière de se gouverner. Avant que de se déterminer à donner d'autres alimens à un nouveau-né, il faut employer tous les moyens qui peuvent augmenter le volume du lait. Ces moyens sont, tant pour sa qualité que pour sa quantité, de manger des lentilles (1), des farineux, de la laitue cuite, des légumes cuits, des fruits bien mûrs et qui n'aient presque point d'acide; de boire de la bière; de ne point prendre d'alimens épicés et trop salés; de ne point boire de liqueurs, et de se priver de tout ce qui est échauffant; de se rafraîchir si l'on est échauffé;

____

(1) Il ne faut point prendre de nourriture qui donne du lait dans les premières semaines. On en a toujours assez alors, et le trop cause des difficultés.

de se coucher de bonne heure ; de
se lever du matin ; de ne point se
tenir au lit au-delà du besoin de dormir ; d'éviter les appartemens trop
chauds ; de faire un exercice modéré,
et de se tenir au grand air le plus
souvent qu'on peut.

Le temps où l'on nourrit n'est pas
le seul où cette manière de vivre soit
utile à la santé. Les femmes nées
délicates s'en trouveroient bien en
tout temps. J'en connois auxquelles
ce régime, sans aucun autre remède,
a rendu de la force et de la santé.

La gaîté est nécessaire aux nourrices. On peut s'amuser en menant
une vie réglée. Je promets aux mères, qui nourriront, des plaisirs dans
le sein de leur famille, dont on ne
peut avoir idée que quand on les a
goûtés, et qui sont d'autant plus dé-

licieux qu'ils ne sont point sujets aux inconvéniens multipliés qui troublent ceux de la société. En nourrissant, on peut dîner en ville, aller aux promenades, recevoir ses amis. Ces plaisirs suffisent pour toute femme honnête et raisonnable.

Les personnes qui ne veulent pas se priver, pour quelques mois, des grands plaisirs bruyans de la société, et sur-tout de ceux qui font veiller, ne doivent point nourrir. Leurs enfans ne doivent point être victimes de l'envie qu'elles ont de conserver leur santé en faisant prendre à leur lait son cours naturel. Il vaut mieux que ces enfans soient en nourrice, que de pâtir auprès de leurs mères ; mais sont-elles mères, celles qui préfèrent ces sortes de plaisirs à la conservation de leurs enfans ?

La manière de vivre que j'ai indiquée, pour le temps où l'on nourrit, est aussi très-avantageuse pendant celui de la grossesse, et je crois qu'elle peut souvent dispenser de se faire saigner. La saignée nuit toujours quand elle n'est pas nécessaire. La saignée devient nécessaire après une chute ; il faut la faire dès que la digestion du dernier repas est faite, sans tarder davantage. Il ne faut pas s'y soumettre par routine, ni par usage. Lorsqu'on dort bien, qu'on a de l'appétit, qu'on ne sent point de forts et fréquens étouffemens, et qu'on marche facilement, je crois qu'on ne doit point se faire saigner. Les nourritures trop acides, dont les femmes feroient usage pendant leur grossesse, nuiroient à leurs enfans dans leur sein, et pourroient faire

passer dans leur lait une qualité propre à donner des tranchées aux nouveaux-nés.

Il n'est point vrai que le sein se
déforme en donnant à teter. Beaucoup de femmes, qui ont nourri,
savent bien le contraire; mais quand
cela seroit, je conseillerois à la femme, que cette crainte arrêteroit, de
ne pas faire d'enfans, de peur de se
gâter la taille. Ce qui fane le sein,
et qu'il est prudent d'éviter, c'est
de mettre des topiques dessus en se-
vrant pour détourner le lait. Plus
on nourrit long-temps, plus on a de
facilité à sevrer. On doit choisir la
saison de l'été. Le lait s'évacue plus
aisément alors. Il faut s'y préparer
un mois d'avance en donnant moins
souvent à teter, jusqu'à ce qu'on ait
réduit l'enfant à une fois par jour.

Lorsque l'on cesse tout-à-fait, au lieu de se mettre au lit, comme lorsque l'on vient d'accoucher, il faut se garnir le sein, faire beaucoup d'exercice, prendre garde de se refroidir, éviter l'humidité, manger un peu moins, boire de l'eau de chiendent, prendre quelques remèdes, et se purger quelques jours après. Il faut bien se garder de mettre sur les bouts, pour dégoûter l'enfant, des choses qui attirent le lait. La moutarde, par exemple, engorgeroit le sein.

J'ai dit, dans l'avertissement, que je ne supposois pas, lorsque je donnai la première édition de mon ouvrage, qu'il y eût des ames assez inhumaines pour abuser de la crédulité des mères sans expérience qui veulent nourrir. C'est ici le lieu de donner l'histoire d'une femme qui a été la vic-

time de la mauvaise foi et de l'inhumanité de ceux qui la gouvernoient.

Cette femme avoit la plus grande
envie de nourrir son premier enfant ;
elle me fit part de son dessein pendant sa grossesse, en me priant de
l'aller voir aussi-tôt qu'elle seroit
accouchée. Je me rendis chez elle
cinq heures après son accouchement.
Je lui conseillai de donner à teter à
son enfant, déjà endormi, dès qu'il
s'éveilleroit. Mais on s'opposa fortement à mon conseil : ce que je pro-
posois n'étoit pas dans l'ordre des
choses. La mère de l'accouchée, qui,
par un excès de tendresse mal-enten-
due pour sa fille, s'opposoit à ce
qu'elle nourrît, se mit du parti opposé à moi. Le mari aimoit passionnément sa femme, et on l'avoit
alarmé sur le danger de son entre-

prise ; il n'appuya pas mon avis : en sorte que l'accouchée et moi nous fûmes obligées de céder, et d'attendre pour mettre fin à tous les propos fatigans.

Le lendemain, la mère obtint enfin la permission de donner à teter. L'enfant eut plus de peine à prendre le bout du sein qu'il n'en auroit eu le premier jour. La mère souffrit des bouts ; mais elle étoit au comble de sa joie d'avoir donné à teter, et comptoit les douleurs pour rien. Elle étoit courageuse, l'enfant tetoit bien ; mais on insinuoit à l'accouchée qu'elle n'avoit point de lait, et l'inquiétoit au point que je la trouvois les larmes aux yeux chaque fois que j'allois la voir. Je la rassurois, lui donnois son enfant lorsqu'il venoit de dormir, et qu'on n'avoit pas eu le temps de lui faire prendre du lait étranger. Je dis à l'accouchée, tout va bien; mais si votre enfant disparoît de dessous vos yeux, je ne vous réponds de rien. Elle avoit bien envie de suivre mon conseil; mais elle n'osa pas déplaire à sa mère, alarmer son mari et toutes ses amies qui abondoient chez elle, et la tourmentoient par tendresse. Ne pouvant lutter seule contre tant de personnes, qui détruisoient l'effet de mes conseils, elle cédoit et se désoloit. Sa sage-femme lui dit un jour qu'elle ne pouvoit pas nourrir, parce que son sein n'étoit pas de la forme qui convenoit pour cela; quoique cependant l'enfant eût déjà bien teté (1). A ce pro-

____

(1) Ce propos de la sage-femme, tout absurde qu'il est, fit une forte impression

pos, cette mère si sensible, dit qu'elle aimeroit autant qu'on lui dît qu'elle est déshonorée, tant elle desiroit si passionnément de remplir le devoir, le plus sacré peut-être, que la nature ait imposé à notre espèce.

Tout ce qui environnoit cette femme étoit séduit, et lui tenoit des propos inquiétans. J'étois seule pour elle. Tout alloit bien pendant que j'étois auprès d'elle. Je fus témoin, le quatrième jour de ses couches, que

sur l'accouchée, et sur ceux qui l'entouroient. Est-il possible qu'on imagine que le sein d'une femme doive avoir telle ou telle forme pour qu'il y ait du lait dedans? J'aimerois autant qu'on dît à quelqu'un qu'il ne peut pas manger, parce que sa bouche n'est pas de la forme convenable pour cela.

l'enfant teta beaucoup. Je le lui avois donné au moment de son réveil; il s'étoit rendormi sur le sein de la mère, preuve qu'il avoit trouvé de quoi se rassasier. Je quittai mon amie, en lui disant qu'elle n'avoit qu'à continuer à donner à teter à son enfant chaque fois qu'il s'éveilleroit, et que son succès étoit décidé. Je la laissai enchantée, et je sortis très-satisfaite. Mais, dès que je fus partie, on eut grand soin de détruire tout mon ouvrage, de dire que l'enfant périroit si on ne lui donnoit pas une nourrice, que la mère n'avoit pas assez de lait. Toute la maison se joignit pour accabler la pauvre accouchée, qui étoit comme une victime dans son lit. On lui arracha son enfant. J'envoyai savoir de ses nouvelles le cinquième jour de ses couches, ne pouvant point aller la voir moi-même, et j'appris que l'on avoit arrêté une nourrice. Je n'ai de ma vie été si étonnée que je le fus à cette nouvelle. Je me peignis d'abord la cruelle douleur que devoit éprouver la mère que j'aimois. Ces idées m'affectèrent si fort, que j'en fus incommodée quelques jours après.

Mon premier mouvement fut d'aller trouver mon amie pour lui faire voir qu'on la trompoit. Mais, comme je ne pouvois pas rester avec elle tout le temps qu'il auroit été nécessaire, on auroit encore détruit, pendant mon absence, tout ce que j'aurois pu faire. Lui ouvrir les yeux alors sur son malheur, sans pouvoir y remédier, n'auroit fait que la jeter dans le désespoir. Je ne me sentois pas la force de soutenir sa douleur sans verser devant elle des larmes infructueuses. Je pris donc le parti de l'abandonner pour quelques jours par ménagement pour elle.

Comme on avoit prétendu qu'elle n'avoit point de lait, il ne falloit pas avoir l'air de se rétracter. On ne prit aucune précaution pour le détourner après avoir ôté l'enfant, et le sein se gonfla au point que l'accouchée en avoit le mouvement des bras gêné; et, quoiqu'elle n'eût pas d'expérience, elle disoit : *Mais j'ai pourtant du lait qui me gêne; par pitié, rendez-moi mon enfant, que je lui donne à teter; je suis sûre qu'il en trouvera. Ah! madame, que voulez-vous faire? ceci n'est que l'effet de votre révolution, et ne durera pas. Si vous voyez encore votre enfant, votre douleur recommencera, lorsqu'il fau-*

dra le quitter une seconde fois ; ce qui deviendra nécessaire , faute de lait , qui ne montera plus dans votre sein , passé cette fois-ci. *Voulez-vous faire périr votre enfant? Il a une bonne nourrice.* La pauvre mère, sans expérience, craignant pour son enfant, se soumettoit et fondoit en larmes.

Pendant ce temps, le sein s'emplissoit toujours. Le mari, fort inquiet sur l'état de sa femme, voulut consulter quelqu'un ; et pour comble de malheur, il s'adressa à l'accoucheur le plus dangereux en pareil cas. Celui-ci décida que l'accouchée ne pouvoit pas nourrir, et n'indiqua rien pour détourner le lait ; d'où je ne puis douter qu'il n'eût intention de laisser faire au lait tout son mauvais effet , afin que d'autres femmes ne fussent pas tentées de nourrir. Il lui eût été

facile, dès sa première visite, de faire
détendre le sein ; il n'en fit même
rien à la seconde, quoiqu'on lui eût
fait voir qu'il gênoit jusques dessous
les bras. Aussi l'accouchée eut-elle
un abcès dans chaque mamelle ; ce
qui la tint au lit malade et souffrante
pendant long-temps.

Pour le pauvre enfant, il trouva
moins de lait dans le sein de la nourrice, qui étoit dans la maison, qu'il
n'en avoit trouvé dans celui de sa
mère ; il pâtissoit ; on changea de
nourrice : la seconde ne réussit pas
mieux que la première ; il tomba
malade, et mourut trois mois après
sa naissance, ce qui mit le comble à
la désolation de la mère et du père,
qui furent bien fâchés d'avoir écouté
les propos des ignorans et des gens
de mauvaise foi.

On voit par cette relation, combien les personnes les plus spirituelles, car celles dont je parle ont beaucoup d'esprit, peuvent se laisser abuser sur les choses sur lesquelles elles n'ont point d'expérience ; et de quoi sont capables les gens sans humanité, qui ont quelque intérêt à tromper. On voit combien ils ont d'art pour cacher leur mauvaise intention, et pour paroître zélés. J'aurois beaucoup d'autres exemples à rapporter, propres à donner des preuves des mauvais effets de la prévention, des préjugés et de la fausseté. Mais je crois que celui-ci suffit pour détromper les personnes qui auroient fait attention aux propos que les ignorans, ou les méchans, tiennent sur les prétendus dangers de la nourriture naturelle.

Cette digne mère a nourri depuis deux jolies filles avec succès, mais elle n'a plus de garçon.

ARTICLE CINQUIÈME.

De la manière de gouverner les petits enfans.

LORSQU'UNE femme a formé le projet de nourrir son enfant, elle prévoit qu'elle goûtera des délices capables de la dédommager de toutes les peines que l'on croit qu'elle aura. La contrarier, c'est lui causer le plus grand chagrin ; la priver de son enfant, c'est lui arracher une partie d'elle-même, et commettre la plus cruelle inhumanité. C'est le plaisir de voir un enfant, qui console des douleurs de l'accouchement. Il est désolant, pour une mère, de se voir séparée de l'enfant qu'elle a desiré.

Il est étonnant que tant de personnes blâment la nourriture maternelle, ou donnent des conseils contraires à ce qu'il faut faire pour réussir. C'est une chose si louable, si avantageuse pour la santé des mères et des enfans, que l'on devroit engager toutes les femmes à nourrir. Les médecins en connoissent tous les avantages. La plupart des mères s'imaginent que leurs filles se ruineroient le tempérament si elles nourrissoient. Je connois des dames qui ont été nourries par leurs mères, et qui désoloient leurs filles parce qu'elles vouloient imiter leurs grand-mères. Elles ne vouloient pas apparemment que leurs filles fussent plus mères qu'elles. On trouve qu'il est fort assujétissant de nourrir ; pour moi, je trouve que cette occupation assujétit beaucoup moins que tous les usages de la société, où l'on se gène continuellement, et fort inutilement. Pense-t-on donc qu'il vaille mieux passer son temps à s'examiner dans les cercles, ou à jouer, que de s'occuper à former des hommes ?

Un des plus grands avantages qu'ont les mères en nourrissant leurs enfans elles-mêmes, c'est de pouvoir les gouverner à leur goût, et d'être dispensées de s'assujétir à la routine ancienne qui est mauvaise, et qui fait beaucoup de tort aux enfans. Les deux premières années de la vie forment le tempérament en bien ou en mal. Celui qui a été négligé pendant sa première année seulement, ne sera jamais robuste. Il ne suffit pas de faire vivre un enfant; il faut, pour son bonheur, qu'il ait toute la force et la vigueur qu'il est susceptible d'avoir. En l'élevant comme on avoit coutume de faire, on lui en fait perdre beaucoup, et par-là on abâtardit l'espèce humaine : la chose mérite bien qu'on y fasse attention. Les enfans sont destinés à être des hommes; si l'on veut en avoir, on doit s'occuper de leur physique dès leur naissance.

On s'efforceroit en vain de faire entendre aux nourrices toute autre chose que ce qu'elles ont coutume de faire. Ce n'est pas à elles que je parle, mais aux mères qui sont curieuses d'avoir des enfans robustes, et qui ne sont pas esclaves de l'habitude et des préjugés. Que celles qui approuvent la routine ordinaire ne lisent pas cet article ; elles sauront aisément comment font les nourrices. Leurs enfans seront beaucoup mieux étant nourris par elles-mêmes; mais ils ne seront pas si robustes que ceux qu'on élèvera comme je vais l'indiquer. Je sais, par expérience, que tous ceux qui ont écrit pour faire sentir les avantages de cette manière de gouverner les enfans, ne se trompent pas.

Les femmes sont dans l'opinion que les enfans n'ont pas de chaleur; et pour qu'ils n'aient pas froid, on les étouffe dans des vêtemens, on les fait suer, on les prive d'air pendant les premières semaines de leur naissance; ensuite toutes les fois qu'il fait du vent, ou un peu froid, et pendant tout l'hiver: en sorte qu'ils passent les trois quarts de l'année renfermés, étouffés dans leurs hardes et dans leur lit. Dès qu'un enfant, soigné de cette manière, prend l'air, ou qu'on lui ôte la moindre chose de ce qui le garnit, il s'enrhume, ou il a des coliques. De-là on conclut qu'il faut le renfermer et le regarnir, même lorsqu'il fait chaud. En effet on y est obligé, lorsqu'on l'a accoutumé à ce genre de vie ; on ne s'apperçoit pas que c'est la manière dont on l'a gouverné qui l'a rendu frileux. On continue, et l'on empêche par-là le progrès de ses forces, au point qu'il reste délicat toute sa vie. J'ai souvent vu des femmes s'étonner de ce que des enfans peu garnis ne s'enrhumoient jamais, tandis que les leurs s'enrhumoient toujours, disoient-elles, malgré tous leurs soins. Elles faisoient ces remarques sans s'appercevoir que leurs excessives précautions étoient précisément la cause des incommodités dont elles se plaignoient (1).

Le froid n'enrhume que parce qu'on a eu chaud auparavant. Tout le monde connoît l'effet des poêles ; leur chaleur cause des rhumes lorsqu'on en sort pour passer subitement du froid au chaud. On sait qu'un rhume n'est autre chose qu'une transpiration trop abondante arrêtée. Trop de vêtemens, trop de chaleur empruntée, font aux enfans l'effet d'un poêle. Nous sommes plus ou

---

(1) J'ai vu un enfant que l'on avoit chauffé devant un grand feu, et qui en avoit la peau des pieds brûlée au point qu'il crioit continuellement. Comment veut-on qu'un nouveau-né supporte longtemps une chaleur qu'une grande personne ne peut pas supporter un moment ?

moins sensibles à la différence des saisons, selon les habitudes que nous avons prises. Plus on se chauffe, et plus on est frileux; pourquoi les personnes des deux sexes, dont les professions les obligent à mettre les pieds et les mains dans l'eau, dans toutes les saisons, supportent-elles le froid et le chaud sans en être incommodées, si ce n'est parce que leurs organes sont habitués à ces sortes de sensations?

Je ne prétends pas qu'on puisse s'exempter de sentir le grand froid, mais je crois qu'on peut s'accoutumer à le supporter sans danger. Les enfans ne font attention au froid que lorsqu'il est très-vif; il ne faut pas les laisser geler : mais il y a bien de la différence entre cette extrémité, et les trop garnir. En les tenant trop

chaudement, on provoque une transpiration trop abondante, et on leur
ôte une partie de leur chaleur naturelle.

J'ai vu des enfans avoir les pieds
glacés en été, quoiqu'ils fussent en-
veloppés de plusieurs langes de laine.
On est étonné de voir combien ceux
qu'on garnit peu ont de chaleur naturelle. J'en ai vu qui par des temps
froids avoient chaud avec une simple camisole. Nous serions gelés en
chemise par un temps tempéré, à
cause de l'habitude que nous avons
d'être garnis; et un enfant, qui ne l'a
jamais été trop, aura assez chaud en
chemise par le même temps : l'habitude fait tout sur notre physique.

Il est très-avantageux d'accoutumer par degrés des enfans à l'air, afin
de ne pas être obligé de les tenir ren-

fermés au moindre froid, ce qui leur fait un tort considérable. La chaleur affoiblit, lorsqu'elle est étrangère ; les enfans qu'on renferme marchent tard, et ont de la peine à faire leurs dents. Chaque fois qu'on rechange un enfant bien garni, on lui arrête la transpiration, ou du moins on court risque de la lui arrêter, et par conséquent de lui faire prendre un rhume. Il faut donc les arranger de manière qu'ils ne soient point exposés à cet inconvénient, qui, réitéré souvent, peut avoir des suites très-fâcheuses pour eux.

Je ne m'étendrai pas sur des inconvéniens (1) qui résultent de l'usage

____

(1) J'ai vu plusieurs enfans auxquels on ne mettoit point de bandes, mais que l'on arrangeoit dans leurs langes, de

des bandes, parce que je vois qu'on en a reconnu les mauvais effets. On sent combien les choses qui serrent un corps tendant sans cesse à son accroissement, qui gênent les mouvemens des membres et le jeu des articulations, et qui peuvent ralentir la circulation du sang, sont nuisibles et souvent funestes.

Lorsqu'un enfant vient au monde, sa malpropreté montre qu'il faut le laver ; l'eau suffit ; le vin qu'on y

---

manière qu'ils avoient le mouvement des membres gêné ; ce qui leur fait beaucoup de tort, et les empêche même de teter facilement. Les couvertures qu'on leur attache en devant, et qui leur brident les deux côtés du visage, sont souvent cause que l'enfant est long-temps sans pouvoir teter.

mêle ordinairement est inutile. On peut dégourdir l'eau dont on se sert, pour cette opération, mais il faut bien prendre garde de la chauffer.

Lorsque l'on couche l'enfant, il faut se servir de coussins garnis de balle d'avoine bien sèche, ne point mettre de plume sous lui, le laisser libre dans ses langes, et regarder souvent si le cordon du nombril ne se délie point, ce qui ne doit cependant jamais arriver, quand on l'a lié comme il convient. Au lieu de la quantité de couvertures dont on surcharge ordinairement les enfans, il faut les mettre à portée de recevoir la chaleur de la mère. Si une femme accouchoit sans avoir recours aux pratiques que nos usages ont introduites, son enfant resteroit auprès d'elle, collé sur elle aussi-tôt qu'il seroit au jour.

Il faut avoir soin de mettre un nouveau-né sur le côté afin qu'il rende facilement ses *flegmes*. Quoiqu'il ne faille pas laisser long-temps un enfant dans son berceau, il n'y a point à s'inquiéter de la manière dont on le portera sans bandes et sans maillot; en peu de temps il aura les reins assez forts pour se soutenir facilement sur les bras, si on l'a gouverné comme je l'ai indiqué. D'ailleurs, il ne faut tenir les enfans sur les bras que le moins qu'on peut; cette attitude leur fait donner une mauvaise tournure aux genoux : il est nécessaire de leur donner beaucoup de mouvement, et de ne pas les laisser long-temps dans la même situation, quand ils sont éveillés. Les personnes qui sont logées dans de grands appartemens pourroient faire mettre des roulettes à un petit berceau pour procurer au nouveau-né du mouvement, sans le tenir toujours sur les bras.

Lorsqu'un enfant commence à teter, ce qui doit être dans les premières heures de sa naissance, on ne doit point lui donner d'autre nourriture ; le lait de la mère lui suffit longtemps (1). Les autres alimens, dans les premiers mois, sur-tout la bouillie, lui donnent des indigestions, qu'on prend pour des tranchées. On doit bien se garder de leur donner des huiles, quand on croit qu'ils ont des tranchées ; elles sont lourdes et indigestes, et augmentent la cause du mal qu'on veut détruire. Je vois avec

____

(1) L'eau sucrée et celle de miel sont inutiles, quand l'enfant tete presque en naissant.

plaisir qu'on commence à en connoître le danger.

Il faut que je prévienne encore sur
un point sur lequel bien des personnes se trompent.

Lorsque les nouveaux-nés sont
bien rassasiés, ils dorment deux ou
trois heures de suite, quelquefois
plus, et enfin jusqu'à ce que la faim
les réveille. A leur réveil, on les met
au sein ; cela va bien jusques-là : mais
au lieu de prendre tout de suite tout
le lait qui leur est nécessaire pour se
rassasier, ils s'endorment sur le sein
assez promptement, quelque effort
qu'on fasse pour les réveiller. Alors
on les recouche séparément de la
mère, et quelques minutes après, ils
s'éveillent et crient.

Quand on est de bonne volonté,
on les remet au sein de l'autre côté :

mias cette activité à teter est une seconde fois bientôt ralentie par le sommeil qui s'empare d'eux ; on les agite, cela les éveille à moitié ; ils tirent deux ou trois gorgées, et dorment : on les recouche, et l'on croit qu'ils ont assez teté. C'est ici où la mère et la garde, celle-ci fût-elle bien intentionnée, se trompent. Les nouveaux-nés ne sont pas encore rassasiés après cette seconde fois qu'on les a mis au sein ; et tous ceux qui se portent bien, s'éveillent, après qu'on les a recouchés, cinq ou six fois, jusqu'à ce qu'enfin étant bien rassasiés, ils font un somme d'environ trois heures et souvent plus, quand on les a mis au sein autant de fois qu'ils ont crié.

Ce sommeil des nouveaux-nés, de trois ou quatre heures de suite, donneroit bien le temps aux mères de se reposer, si elles avoient soin d'en profiter. Par la raison que les nouveaux-nés dorment beaucoup, les mères en nourrissant doivent aussi trouver le temps de dormir. Si les visites dérangent tout cela, ce n'est pas la faute de la Nature. Toutes les fois que l'enfant dort, dans les premiers temps de sa naissance, personne ne devroit rester dans la chambre de la mère que l'enfant même.

C'est durant le premier mois de leur naissance, que les enfans s'éveillent plusieurs fois dans l'intervalle d'un grand somme à un autre, parce que le lait des premiers jours est et doit être clair et léger. Il me semble qu'il est aisé de comprendre qu'un enfant, qui vient de faire un somme de plusieurs heures, ne doit pas être rassasié , après avoir teté deux ou trois fois pendant quelques minutes, d'un lait léger et peu nourrissant. Il n'est pas étonnant qu'il ait besoin de teter cinq ou six fois , dans l'espace d'environ une heure et demie, pour se rendormir à fond pendant plusieurs heures. Etonnante ou non, voilà la marche des nouveaux-nés. Elle change à mesure que le lait devient plus nourrissant, et par conséquent plus propre à les rassasier promptement.

Revenons à la faute que commettent presque toutes les femmes dans les premiers jours de la naissance d'un enfant.

Quand un enfant s'est endormi deux ou trois fois sur le sein, et qu'il crie encore, la persuasion où l'on est qu'il a assez teté, fait conclure que ce sont des tranchées qui le font crier:

on ne lui donne plus le sein, et l'on néglige par-là le meilleur moyen d'empêcher l'amas du lait, seule cause des difficultés. On remue l'enfant, on le lève ; ce n'est pas tout cela qu'il veut. Il ne se tait pas : souvent on l'éloigne de la mère ; ou si l'on croit que c'est encore la faim qui le fait crier, on lui donne du lait étranger, et on conclut que la mère n'en a pas, sans penser que c'est le sommeil qui a empêché l'enfant de se rassasier tout d'un coup sur le sein, et qu'en le mettant encore à teter deux ou trois fois il se seroit rassasié, et que ce lait qu'il n'a pas tiré va bientôt gêner la mère.

Les cris qu'on a laissé faire à l'enfant, lui donnent des vents qui lui causent des coliques, et il devient braillard. On le trouve incommode, tout va mal; et voilà comme d'une chose simple et facile, on parvient à en faire un ouvrage pénible, faute d'avoir suivi tout bonnement et sans raisonner l'indication de la Nature.

J'ai observé qu'un moyen d'épargner beaucoup de cris aux enfans, est de leur donner à teter autant qu'ils en veulent avant que de les changer de linge. Lorsqu'une femme en couche veut changer de linge, ou se lever, il faut qu'elle choisisse pour cela le temps où l'enfant a teté long-temps, et où son sein est le moins plein : ces petites précautions épargnent souvent bien de l'embarras, et même des accidens.

Lorsqu'un enfant est né sain, et qu'on n'a rien fait qui puisse lui nuire, les cris qu'il fait ne sont que l'expression de son besoin de teter. Dès qu'on le met au sein, il se tait, excepté dans le cas de l'amas de lait qui le gêne. Cela prouve qu'il en avoit besoin. Tant mieux s'il tete jusqu'à rejeter, il n'en viendra que mieux, et réparera, en prenant trop de lait, les fautes que l'on aura faites et qui pouvoient causer de l'amas dans le sein.

Si les mères n'avoient personne autour d'elles pour les inquiéter, leur donner de mauvais conseils, les mignarder, et qu'elles fussent absolument forcées de gouverner elles-mêmes leurs enfans, elles feroient très-bien tout ce qu'il convient pour cela. Loin d'en être fatiguées, elles en seroient beaucoup mieux; elles donneroient à teter à leur enfant en naissant; ensuite elles lui fermeroient la bouche avec leur sein toutes les fois qu'il voudroit crier, et ne s'aviseroient pas de le vouloir régler d'abord. Il n'y a point de mère, dans l'ordre de la Nature, qui n'aille au secours de ses petits lorsqu'ils crient. Cela est nécessaire, sans cela les espèces périroient.

Mais pour qu'une mère fît ainsi seule tout ce qu'il convient, il ne faudroit pas qu'elle restât dans le creux d'un lit bien mollet, qui l'empêchant de trouver une attitude commode pour donner à teter, l'affoiblit, l'échauffe, lui arrête toutes les évacuations, et la dispose à la mélancolie et à la fièvre.

Les rideaux autour du lit, le trop de couverture sur la femme, la chambre chaude, privée d'air et de jour, les boissons chaudes, le trop d'ali-

mens succulens et échauffans pris
par système de ne pas se laisser épuiser, mais qui chargent d'autant l'estomac, les sueurs qui exposent à un
engorgement au moindre souffle de
vent qu'on reçoit, toutes ces choses,
si bien faites pour détruire la santé,
feront encore pâtir bien des femmes
avant qu'elles consentent à y renoncer. En s'écartant de la marche naturelle, il faut prendre des précautions et observer un régime qui ne
réussit cependant pas toujours ; puisqu'il ne périt que trop souvent des
femmes en couche, et qu'on en voit
un si grand nombre incommodées
et malheureuses pour le reste de leurs
jours des suites du ravage du lait.

Il est vrai que, quoiqu'on nourrisse, si on se trouve dans l'embarras de l'amas du lait, il faut prendre

les petites précautions que j'indique pour faire cesser cet amas de lait. Mais d'ailleurs pourquoi ne pas éviter un tel embarras? il est si aisé à prévenir. Il ne faut pour cela que ne faire aucune préparation avant l'accouchement, garder son enfant auprès de soi; lui donner à teter peu de temps après l'accouchement, lui en donner toutes les fois qu'il s'éveille, et qu'il en demande par ses cris; ne prendre aucun aliment qui charge l'estomac, et qui, pendant la première semaine, puisse augmenter le volume du lait; se contenter d'un lit de repos pour le jour, parce que le lit fait beaucoup de tort à la santé, et que d'ailleurs on est mal à son aise pour donner à teter quand il est défaçonné par le long séjour qu'on y a fait.

L'attitude qu'on prend pour donner à teter dans les premiers momens est fort essentielle, tant pour ne point se fatiguer, que pour ne pas ôter à l'enfant la facilité de prendre le sein de manière à pouvoir tirer du lait aisément : si on le plaçoit mal, tout seroit dérangé. Quand on n'est point dans un lit creux, il est fort facile de bien mettre l'enfant au sein ; et lorsqu'on est soi-même à son aise, on le tient tout le temps nécessaire sans se fatiguer.

J'ai l'expérience bien réitérée que les femmes les plus délicates peuvent, dès le lendemain de leurs couches, non pas marcher, mais se tenir toute la journée sur un lit de repos, ou sur une chaise longue, sans risquer de se blesser, et sans courir aucun autre danger lorsqu'elles nourrissent et qu'elles ont donné à teter tout de suite et sans interruption. On peut prendre un remède par jour, à commencer du lendemain de l'accouchement, et boire de l'eau de chiendent. Ce régime et le séjour hors du lit facilite les évacuations, dont la suspension nuiroit.

On ne doit point craindre de n'avoir pas assez de lait, s'il en passe par en bas. Pendant le premier mois après l'accouchement, il en passe plus ou moins par cette voie, même en nourrissant.

Dès que l'enfant ne crie pas au sein, c'est une preuve qu'il est content, et il n'est content que parce qu'il trouve du lait.

Il seroit encore bien prudent de ne recevoir personne pendant au moins les cinq premiers jours des couches, parce qu'il est impossible que les personnes qui entrent dans la chambre de l'accouchée, ne causent quelque dérangement dans ses opérations, et cela nuit plus qu'on ne pense. Si l'on trouve que ceci ne soit pas facile à observer, qu'on prenne donc son parti sur les difficultés ; car, toutes simples que paroissent et que sont en effet ces précautions, elles sont essentielles à pratiquer toutes, pour que les choses aillent bien.

Si l'on croyoit qu'un enfant eût à deux ou trois mois absolument besoin de manger, on pourroit lui donner un peu de potage. On ne doit lui donner de la bouillie que rarement, et faite avec de la farine cuite au four. Sans cette précaution, la farine est indigeste. Il seroit encore mieux de faire de la bouillie avec de la croûte de pain bien réduite en poudre.

La bouillie, même celle faite avec de la croûte de pain, doit être très-claire; sans quoi, elle nuit et donne des indigestions aux nouveaux-nés. La nourriture étrangère n'est pas nécessaire dans le premier mois, elle nuiroit à l'enfant et à la mère.

Lorsque les enfans n'ont point de tranchées, ils dorment presque toujours pendant les deux premiers mois après leur naissance. Il faut les laisser jouir de ce repos, et ne leur rien faire qu'ils ne soient bien éveillés. Quand on a interrompu leur sommeil plusieurs fois de suite, ils ont de la peine à le reprendre, ils s'agitent, ils crient; on croit qu'ils ont des tranchées; on leur donne des drogues qui leur en causent, et on leur nuit beaucoup. Lorsqu'ils ont véritablement des tranchées, un des meilleurs remèdes qu'on puisse employer, c'est de leur donner beaucoup de mouvement, et de leur faire prendre de l'eau de miel et du sirop de chicorée; mais on doit bien prendre garde de se tromper sur la cause de leurs cris, pour éviter de les accoutumer à être drogués.

Il ne faut couvrir leur berceau que d'une gaze, pour les garantir des insectes, et afin que l'air puisse toujours agir sur eux. Il les fait dormir, et ne leur donne point de tranchées, quoi qu'en disent les femmes. Les mauvaises odeurs font un effet prodigieux et funeste sur les petits enfans. Il faut avoir grand soin de renouveler souvent l'air de leur chambre, et de n'y laisser aucune malpropreté.

On ne doit les mener dans d'autres maisons que le moins qu'il est possible, et il faut avoir soin de les promener dans des endroits où il n'y ait aucune mauvaise odeur. Il me semble qu'on n'est point assez attentif à se procurer un air pur; c'est un élément qui paroît cependant influer beaucoup sur la santé des hommes.

Il faut changer les enfans lorsqu'ils sont mouillés par leur urine, avec du linge sec, mais point chaud, et les laver avec de l'eau froide, au moins deux fois par jour dans les plis des cuisses avec une petite éponge (1).

____

(1) Les personnes qui ont le plus de répugnance pour l'eau froide, sont obligées d'en venir là, parce que c'est le seul moyen sûr d'empêcher que les enfans ne se coupent et ne s'échauffent.

Par ce moyen, les enfans les plus gras ne se couperont point, et n'auront pas de rougeurs, ni de ces cuissons qui les font crier; on n'aura pas besoin de mettre dans leurs cuisses de la farine, ni de la poudre de bois, qui ne font qu'ajouter une malpropreté de plus à celle de l'urine.

Dans la belle saison, il faut laver tout le corps des enfans avec de l'eau froide; cette pratique leur fortifie les genoux et les reins. Il faut encore leur laver le derrière des oreilles et la tête entière, en évitant d'appuyer sur la fontanelle, et la leur brosser souvent, pour empêcher qu'il ne se forme ce que les nourrices appellent le *chapeau*. Cette crasse n'est point du tout nécessaire, quoi qu'elles disent.

Ce lavage de tout le corps, dont je

viens de parler, est plus nécessaire en été qu'en hiver. Lorsqu'il fait froid, il suffit de laver à l'eau froide les plis des cuisses, quand elles sont sales. Quoiqu'un enfant, accoutumé à l'air froid et à l'eau froide, soit moins sensible au froid qu'un autre, il ne faut cependant pas pousser cette pratique trop loin, sur-tout lorsque les enfans sont malades des dents.

Si un enfant a de l'humeur aux yeux, l'eau fraîche en est le remède. J'en ai connu que l'on baignoit souvent dans une grande tinette de bois, après avoir laissé l'eau exposée au soleil seulement pendant une heure. Ils s'accoutument si bien à cela, après quelques jours, qu'ils s'élancent pour aller dans l'eau, et qu'on a de la peine à les en tirer. Plus ils sont jeunes, et mieux ils s'y font aisément.

Les bains froids les préservent de la *nouûre*, des descentes, des maladies de la peau, des obstructions, des rhumes et des engelures. Lorsqu'il fait un temps doux, il faut leur découvrir les jambes, afin que l'air frappe dessus pour les fortifier.

Pour ne pas s'étonner de ce que des enfans, élevés comme nous l'avons indiqué, supportent facilement les bains froids, il faut faire attention qu'il n'y a plus de comparaison à faire entre les enfans peu vêtus et accoutumés au grand air, et les autres élevés selon la routine ordinaire des nourrices. Si on plongeoit tout d'un coup, dans l'eau froide, un de ces enfans frileux, on pourroit peut-être lui faire mal pendant les premières fois; mais ceux qu'on a déjà lavés à l'eau froide, et qui par cette raison même, sont déjà très-forts, supportent le bain aisément et sans avoir froid. En les plongeant promptement, l'eau ne les saisit pas.

On sera dans l'admiration en voyant la différence de ces enfans d'avec les autres, par la gaîté, la vivacité, la force et la santé dont ils jouissent ; ils marchent de bonne heure ; on n'a pas le temps de desirer le progrès de leur développement ; on les mène au vent, on les fait sortir par un temps de gelée, sans qu'ils s'enrhument.

Il est à souhaiter que les enfans aient le ventre libre lorsqu'ils ont mal aux dents. Ce relâchement les garantit des convulsions qu'ils auroient, s'ils étoient resserrés. Ils doivent, en tout temps, évacuer tous les jours ; s'ils y manquent, il faut y prendre garde, leur faire boire de l'eau de miel, et leur insinuer dans le fondement un petit morceau de savon arrondi et mouillé, ou une queue d'oseille : cet expédient les fait aller ; et, si la constipation duroit trop, il faudroit leur faire prendre un peu de sirop de pommes (1).

Presque toutes les maladies des enfans, pendant les premiers mois, sont causées par des humeurs âcres et piquantes dans les premières

(1) Si l'enfant, 24 heures après sa naissance, n'avoit pas encore évacué, il faudroit voir s'il n'y a point une membrane qui bouche le fondement. Dans ce cas on la fait percer par un chirurgien ; un plus long délai pourroit occasionner la gangrène au gros boyau, et faire périr l'enfant.

voies, dans l'estomac et les viscères. Rien n'est plus souverain pour eux que la poudre d'yeux d'écrevisses, qui se trouve ordinairement toute préparée chez les apothicaires. Ce remède est des plus innocens, et se donne aux nouveaux-nés pour les tranchées et les diarrhées vertes. On la leur fait prendre dans quelque liquide doux : les apothicaires savent les doses qu'il faut suivant les âges.

Les enfans gouvernés selon la méthode indiquée dans cet écrit, ne sont pas sujets aux convulsions, parce que les causes de ces accidens ne peuvent guère exister chez eux.

Ce n'est pas l'âge qui doit déterminer pour le temps de les poser sur leurs pieds ; mais leurs forces.

Lorsque les enfans se sentent de la

force, ils s'appuient d'eux-mêmes sur leurs pieds; et dès qu'on s'en apperçoit, il faut les poser sur leurs jambes, et les laisser s'agiter, tant qu'ils se plaisent dans cette attitude. On ne sauroit croire combien ils acquièrent promptement de l'expérience, en leur laissant faire tout ce qui les amuse. L'exercice qu'ils prennent d'eux-mêmes, les fortifie et les rend adroits; celui qu'on leur fait prendre malgré eux, les fatigue, et leur nuit, tant au physique qu'au moral.

On ne doit pas faire avancer les enfans, mais les suivre lorsqu'ils veulent aller à quelque objet, en ne les soutenant qu'à proportion du besoin qu'ils en ont. Cette manière leur fait acquérir promptement de l'expérience pour porter leurs pieds comme il faut. On ne doit jamais les laisser sur leurs jambes malgré eux.

Quoiqu'un enfant soit fort, il arrive, par intervalle, qu'il ne veut pas se tenir debout. On est tenté de croire alors que c'est par mignardise ou par paresse ; on veut le contrarier à cet égard, et on fait très-mal ; on risque de lui nuire beaucoup. Lorsqu'un enfant se sent bien disposé, il ne manque jamais de l'indiquer par sa gaîté et par sa vivacité. En voulant le forcer de marcher, on risque de le faire nouer.

Les hochets sont des corps durs que les enfans portent à leur bouche comme tout ce qu'ils portent dans leurs mains. Les corps durs affermissent les gencives, et augmentent par conséquent la difficulté de les percer pour les dents qui veulent sortir. Une petite croûte de pain ou une racine de guimauve dans leur main, leur vaut mieux, quand ils ont mal aux dents (1).

Lorsqu'une dent veut percer, la gencive enfle et devient rouge; ensuite il se forme une petite pointe blanche et élevée à la place où la dent veut percer la peau. Lorsque la pointe blanche reste plusieus jours dans la même position sans se percer, et que l'enfant souffre toujours, c'est signe que la peau est trop épais-

---

(1) Les petits enfans portent à leur bouche tout ce qu'ils tiennent dans leurs mains; la plupart des *joujous* qu'on leur donne sont barbouillés de couleurs grossières qui se délaient dans leur bouche, ce qui peut leur être nuisible. Il ne faut donc point leur donner de *joujous* peints.

se ; on soulage l'enfant dans la minute, en frottant la gencive fortement avec un petit morceau de su-
cre. La résistance de la dent qui est
dessous, fait ouvrir la peau qui lui
fait passage. Mais il seroit inutile, et
même dangereux de faire cette opération, avant que cette pointe blanche soit bien marquée.

Lorsque l'on sèvre les enfans avant
qu'ils aient toutes leurs dents, ce qui
doit se faire petit à petit, il faut
avoir grande attention de ne pas
cesser tout-à-fait pendant qu'ils sont
dégoutés par le travail des dents ;
cela pourroit les faire périr, et l'on
en a des exemples : il faut dans ce
cas attendre un moment plus favorable, et moins dangereux pour
l'enfant.

Il faut tâcher de leur donner à

teter jusqu'à ce qu'ils aient leurs vingt dents, parce qu'à chaque fois qu'ils y ont mal, leur estomac est plus faible qu'à l'ordinaire, et ils digèrent difficilement ce qu'ils mangent alors. C'est une erreur de croire que les enfans qui tetent long-temps ont l'esprit lourd et tardif : on a des preuves du contraire. Le lait de la mère leur convient en tout temps, et ils n'en prennent qu'autant qu'il leur en faut. Si la mère prend l'air, fait de l'exercice, elle mangera bien, et sera moins fatiguée de donner à teter long-temps, que par les pertes auxquelles elle est sujette tous les mois, et par une autre grossesse dont elle est ordinairement garantie en nourrissant. Les femmes qui deviennent réglées de bonne heure, sont celles qui ne donnent pas à teter souvent.

L

Une petite fille de seize mois, qui se portoit à merveille, qui mangeoit et tetoit bien, fut sevrée tout d'un coup. Elle tomba en langueur. Sa mère voyant, au bout de deux mois, que son enfant alloit périr, s'avisa heureusement de lui donner une nourrice. La petite fille se jeta sur le teton comme une affamée ; elle teta pendant deux heures presque sans quitter le sein. Elle avoit alors dix-huit mois. De ce moment, elle reprit des forces et de l'embonpoint. Elle tetoit encore à deux ans, et se portoit très-bien. Il périt peu d'enfans dans le travail des dents, lorsqu'ils tetent alors, et qu'ils sont bien soignés d'ailleurs. On en sauveroit beaucoup, si on les faisoit teter lorsqu'ils font ce qu'on appelle leurs dernières dents, c'est-à-dire, si on les faisoit teter jusqu'à ce qu'ils en eussent vingt.

On voit des enfans qui, jusqu'à dix-huit mois, n'ont presque vécu que du lait de la mère. Lorsqu'ils sont dégoûtés par le mal des dents, il faut bien se garder de les exciter à manger par quelque friandise : ce qu'ils prendroient alors leur donneroit des indigestions.

Ce que M. de Fourcroy avance dans le livre qu'il a publié ne détruit pas ce que nous disons ici : jamais quelques exceptions n'ont pu renverser une loi générale. En effet, quel exemple apporte-t-il ? celui de ses deux enfans ; encore avoue-t-il que son second avoit déjà douze dents à un an, et que les autres lui sont venues sans douleur. Il n'est pas surprenant, d'après cet aveu, qu'il n'ait pas eu besoin de recourir au régime que nous proposons; régime fondé sur l'expérience. Les accidens qui arrivent pour lors ont leur foyer dans l'estomac, n'est-il pas prudent de chercher une nourriture qui ne le charge pas? Et quelle autre convient mieux dans ces circonstances, que le lait de la mère? quelle autre peut être plus agréable aux enfans? Qu'on les abandonne à l'impulsion de la nature, qu'on les laisse suivre l'instinct, le seul guide qu'ils connoissent à cet âge, on les verra refuser opiniâtrément toute autre nourriture que le lait, se jeter avidement sur le teton, ne vouloir pas le quitter, quelques efforts que l'on fasse pour les en arracher. *J'ai remarqué*, dit M. de Fourcroy lui-même, *que les enfans qui tetent plus de quinze ou seize mois, sont plus difficiles à sevrer que ceux qui quittent plutôt le teton. Ces premiers souffrent infiniment plus de la privation du lait maternel, parce qu'ils y ont pris un tel goût en grandissant, qu'ils ne veulent souvent tâter d'aucune autre nourriture, lorsqu'on le leur refuse.* Pourquoi donc, d'après cela, les en priver, lorsque leurs organes affoiblis par la maladie exigent un aliment, et plus léger, et qui leur soit plus agréable ?

Les enfans nés les plus délicats, sont ceux qui ont le plus besoin d'être baignés dans l'eau froide pendant l'été. J'en ai vu un qui, né au terme de huit mois et très-fluet, a marché à dix mois de naissance; on l'avoit élevé au grand air, peu vêtu, et lavé avec de l'eau froide.

Les filles ont autant besoin de forces que les garçons. Il faut qu'elles en aient pour supporter les grossesses, le travail et le régime des couches, pour faire des enfans forts et bien constitués, et pour les bien nourrir. Je suis d'avis qu'on les élève, quant au physique, comme les garçons ; mais qu'on leur mette un chapeau sur la tête et des gants aux mains, pour ménager leur peau lorsqu'elles vont au soleil.

Quelque soin qu'on prenne des enfans, la nature les a assujétis à beaucoup de maux, dont on ne peut les garantir. Il est aisé de juger, par ce qu'ils souffrent, étant le mieux soignés, combien ils sont dignes de pitié lorsqu'ils sont négligés. Si on ne peut leur épargner tout-à-fait les douleurs, il faut du moins tâcher d'en diminuer l'activité et les dangers; et on le peut en les nourrissant soi-même. Lorsqu'ils ont été bien soignés, qu'ils ont leurs vingt premières dents, qu'ils commencent à parler, et qu'ils marchent seuls, c'est alors qu'ils sentent le plaisir d'exister. C'est le temps où ils sont délivrés de toutes les douleurs du premier âge, et celui de la vie qui paroît le plus exempt de peines physiques et morales. Puissent les parens laisser jouir en paix ces petites créatures du repos que la nature leur accorde pendant plusieurs années pour les laisser s'accroître, se fortifier le tempérament et les organes ! Les épidémies , la petite vérole (1), les dents de sept

____

(1) Les enfans font encore quatre dents vers leur douzième année, qui leur causent quelquefois des maladies dont on

ans, qui souvent les tracassent long-temps avant que de percer, viendront assez tôt troubler leur repos et leur bonheur. Pourquoi les chagriner, leur ôter leur liberté, et contrarier leurs petits goûts par des instructions précoces et inutiles alors (1)?

---

ignore la cause ; parce qu'on n'est point dans l'habitude de faire attention à ces dents-là, et qu'elles percent presque toujours sans qu'on le sache. On a souvent fait tort à de jeunes filles en les traitant pour un mal qu'elles n'avoient point, faute de penser aux incommodités que les dents peuvent occasionner à cet âge.

(1) Qu'on ne s'imagine pas que je veuille qu'on gâte les enfans. Je suis bien éloignée d'avoir cette façon de penser. On ne leur gâtera point le caractère, si on ne leur accorde rien de ce qu'ils de-

Les personnes qui se hâtent d'apprendre à lire, à écrire à leurs enfans, qui chargent leur mémoire de choses qu'ils récitent ridiculement, sans les entendre, ou en y attachant un sens faux, s'avoueront à elles-mêmes, si elles veulent y faire attention, qu'il entre beaucoup d'amour-propre dans leur conduite. Elles sont pressées de faire briller l'esprit et la mémoire de leurs enfans.

Il seroit à souhaiter qu'on fît consister l'espèce de vanité qu'on tire de ses enfans, dans les avantages de la force, de l'adresse, de l'agilité, de la bonne santé, et de la belle forme du

mandent par fantaisie et en criant. Il faut qu'ils n'obtiennent jamais de faire ou d'avoir ce qui pourroit être nuisible, soit à eux, soit aux autres.

corps. Tous ces avantages, sans les-
quels on ne peut jouir d'aucun autre,
influeront en bien sur tous les événemens de la vie ; au lieu que les
instructions précoces fatiguent les
foibles organes des enfans, en retar-
dent le développement, et énervent
par conséquent les opérations de
l'esprit. On craint, dit-on, qu'ils ne
s'accoutument à l'oisiveté. Laissez
un enfant, bien portant, jouir de sa
liberté, et vous verrez qu'il s'occupera toujours. Ses jeux sont pour lui
une source d'occupation continuelle
et agréable. Ils lui apprennent plus
de choses qu'on ne pense. Communément ils acquièrent de l'expérience, de l'adresse ; son tact s'essaye et
se forme. Un enfant qui aura été
libre sera moins emprunté pour tout
ce dont on voudra lui donner des

idées ensuite, que ceux qui auront toujours été contrariés et gênés dans leurs penchans inspirés par la nature. Comme les enfans se portent tout entiers à leurs jeux, comme ils y sont très-attachés, on pourra se servir de leur goût même pour les amusemens, pour les tourner insensiblement vers les objets utiles, sur-tout si on sait leur faire sentir que leur bonheur augmente en proportion des progrès qu'ils font dans les connoissances qu'on veut leur donner. Le grand point est qu'ils soient persuadés de la nécessité de faire ce qu'on desire qu'ils fassent. Ils apprennent alors, à l'âge de dix ans, plus de choses en deux mois, qu'ils n'en apprennent en deux ans lorsqu'ils n'ont que quatre ou cinq ans.

On se tourmente beaucoup pour

apprendre aux enfans des choses souvent inutiles, et qui font quelquefois prendre à leur esprit une tournure très-opposée à celle qu'il seroit à désirer qu'il eût. On les persécute, on les contrarie; on veut enfin les modifier à l'âge de quatre ans, comme on l'est soi-même à trente. Qu'arrive-t-il de là ? Les enfans deviennent mutins, opiniâtres et faux; ou s'ils se soumettent au joug qu'on leur impose, leur tempérament en souffre; les opérations physiques de leur corps sont altérées, souvent suspendues, et ils finissent par être délicats et valétudinaires. On feroit mieux d'attendre que leurs organes fussent assez fortifiés pour supporter un genre de tension auquel la nature se refuse, jusqu'à un certain point, dans les premières années. Je pense, et c'est d'après l'expérience, qu'on ne doit point contraindre les enfans à apprendre des choses qui exigent de leur part de la contention, avant qu'ils aient fait leurs dents de sept ans.

Mais, dira-t-on, que faire des enfans pendant leurs sept ou huit premières années ? Les laisser jouer, se fortifier, et profiter du seul temps de leur vie où ils puissent être heureux. Il faut s'attacher, dans ces premières années, à former leur cœur et leur jugement, en ne faisant que des actions bonnes et honnêtes devant eux, et en ne leur disant que des choses vraies. Si l'on veut se donner la peine de faire attention à leurs jeux, à leurs petits penchans, et de satisfaire leur curiosité naturelle, on sera étonné des occasions multipliées qu'on aura de leur faire prendre de bonnes habitudes, et de leur donner des idées exactes d'une infinité de choses. En se conduisant ainsi avec eux, on les amènera insensiblement au point de sentir que pour être heureux, il faut se mettre en état de faire quelque chose d'utile pour soi et pour les autres, et de desirer enfin d'acquérir les connoissances qui rendent les hommes recommandables.

Je n'ai vu que trop de victimes de la précipitation des parens à faire instruire leurs enfans. Les nerfs attaqués, les obstructions, les maladies aiguës, l'épuisement et la mort, sont souvent les suites funestes de cette précipitation.

Il y a une cause de maladie pour les enfans, assez ordinaire chez les gens aisés, qui donnent souvent à manger. On a quelquefois la complaisance de mettre à table des enfans de trois ou quatre ans : ils mangent beaucoup plus qu'ils n'ont besoin. Ces excès, répétés souvent, leur causent des maladies très-graves, et les accoutument de bonne heure à être sensuels. J'ai vu de ces enfans, avec l'air de se bien porter, avoir des ventres énormes. C'est certainement une preuve qu'il y a dans eux une surabondance de matière, qui leur cause tôt ou tard des maladies très-dangereuses. Il faut que les enfans mangent toutes les fois qu'ils le desirent : on leur feroit tort, en ne leur donnant pas la quantité d'alimens dont ils ont besoin pour leur accroissement ; mais il est bien essentiel qu'ils ne soient jamais excités par la variété et la délicatesse des mets.

Les fruits d'une bonne qualité et bien mûrs, donnés aux enfans avec discrétion, leur sont aussi salutaires que ceux d'une mauvaise qualité, et pas assez mûrs leur sont nuisibles.

Je dois dire un mot, en finissant cet article, d'un préjugé populaire qu'il me paroît utile de combattre. Lorsque des enfans se trouvent dans l'air de maladies épidémiques, beaucoup de personnes les y laissent, parce qu'elles croyent avoir observé que les enfans que l'on en retire gagnent la maladie, et que ceux qu'on y laisse ne la gagnent pas toujours. Pour moi j'ai observé que ceux qui ne prennent pas la maladie, quoiqu'on les laisse dans le mauvais air, restent ordinairement languissans pendant un temps très-considérable, et que ceux qui prennent la maladie en restant dans le mauvais air, en meurent très-communément; au lieu que ceux qui la gagnent sans avoir respiré le mauvais air, sont beaucoup moins dangereusement malades. Il n'est pas aussi essentiel d'éviter la maladie contagieuse, que de se préserver de ce qui peut la rendre dangereuse. Ainsi, toutes les fois qu'un enfant se trouve dans un endroit où il y a des malades, il faut l'en faire sortir, le coucher ailleurs, et ne point le laisser rentrer dans la chambre du malade, jusqu'à ce que l'air en soit bien renouvelé et bien purifié (1).

---

(1) Lorsque l'on a un enfant en âge d'entendre raison, qui bégaye, il y a un moyen sûr de le guérir avec de l'assiduité et de la patience. Il a été démontré, par

d'habiles observateurs, qu'il n'y a point de bégue naturel, et que ce n'est que la précipitation avec laquelle on parle qui produit cet effet. Lorsque l'on gronde un enfant de bégayer, on augmente son mal; il faut au contraire l'encourager en lui disant qu'il parlera comme un autre, s'il veut parler doucement, et lui faire dire séparément toutes les syllabes du mot qu'il veut prononcer. Ce soin pris constamment, et avec persévérance, détruira les habitudes les plus invétérées de bégayer. J'en ai une expérience des plus marquées.

SUPPLÉMENT

A la cinquième édition de l'AVIS aux MÈRES.

J'APPRENDS qu'il s'établit une nouvelle mode d'élever les enfans, et que beaucoup de femmes la mettent en pratique.

On élève, dit-on à présent, beaucoup d'enfans sans teter, qui réussissent bien.

Je conçois en effet qu'il est plus facile de suppléer au lait d'une femme, qu'aux soins d'une mère. Je ne disconviens pas qu'il est possible de faire de bons élèves par cette méthode, et je crois même que s'il eût été nécessaire, j'aurois conservé mes enfans en les élevant sans teter ; mais je n'aurois pu réussir qu'à force de soins multipliés et bien entendus, pris jour et nuit, et d'une bien plus difficile exécution que par la manière naturelle de donner à teter.

On ne peut suppléer aux moyens de la Nature par des pratiques artificielles, qu'à force de peines.

Je ne comprends pas pourquoi une nouvelle accouchée qui veut élever elle-même son enfant, peut se déterminer à détourner la source naturelle de la subsistance de son élève, et adopter une pratique avec laquelle on ne peut réussir qu'à force de multiplier ses peines et ses soins ; que de précautions à prendre pour que le lait étranger que l'on donne à l'enfant soit toujours au même degré de chaleur en été sans s'aigrir, pour

qu'il ait le degré de force propor-
tionné à l'âge de l'enfant; il vous
faut du feu jour et nuit en toute
saison, il faut veiller avec soin à
la propreté des ustensiles dont on se
sert : la moindre négligence est dangereuse. Il faut se relever la nuit,
risquer de s'arrêter la transpiration,
et tout cela pour ne pas donner à teter, tandis que la nature avoit pris
pour vous toutes les précautions;
l'aliment étoit dans votre sein au
degré de chaleur et de force nécessaire à chaque âge. Sans que vous
ayez besoin de vous en occuper, la
cantine de votre élève vous suit par-
tout, même en voyage sans causer
des embarras aux personnes chez
lesquelles vous menez votre enfant,
lorsque vous pouvez donner à teter;
mais cela est trop simple, il faut des

systêmes, et avec celui-ci, on peut aller au bal, aux spectacles et aux fêtes, et laisser l'enfant à la bonne : je vous en souhaite une qui mérite ce nom; mais parlons de vous, jeunes mères.

En place du lait que vous avez détourné bien ou mal, les évacuations périodiques vont revenir, et vous fatigueront au moins autant. Il faut, pendant qu'une femme est en âge de fécondité, qu'elle soit réglée, enceinte ou nourrice; voilà son état de santé : si l'une de ces conditions n'a pas lieu pendant cet âge, elle n'est pas bien portante; ainsi la femme qui a détourné son lait, étant réglée, plutôt qu'en nourrissant, peut recommencer une autre grossesse; et dans ce cas elle ne se trouve pas plus ménagée que si elle nourrissoit.

Si elle ne devient pas grosse, res-tent toujours les règles, qui souvent causent des coliques, des migraines, qui affoiblissent pour le moment, et exposent à des accidens. A la moin-dre imprudence de soi ou des autres, une peur ou une mauvaise nouvelle, peuvent causer une suppression su-bite. Enfin, tout calculé, ne vaut-il pas mieux que le superflu des fem-mes se tourne pendant un temps en lait qu'en sang? L'un ne sert qu'à être évacué, au lieu qu'on devroit trouver doux de tirer de soi la sub-sistance d'un être intéressant par sa foiblesse, ses graces, son attachement pour celle qui le nourrit et ses peti-tes caresses.

On ne peut disconvenir que les moyens naturels de nourrir les enfans ne soient plus sûrs pour leur santé que les autres. Quand on entreprend quelque chose d'aussi important que de former un homme, puisque le sort de toute sa vie dépend du succès complet, pourquoi ne pas employer les moyens les plus sûrs pour sa santé? sur-tout pour le temps de la dentition, où les enfans ont l'estomac affoibli, ce qui souvent les dégoûte de toute autre nourriture que le lait de femme, et les empêche d'en desirer aucune autre.

Pourquoi s'exposer soi-même aux ravages du lait ayant un si bon moyen de l'épuiser peu à peu et sans danger?

On se cause souvent bien des peines pour vouloir s'en épargner; on ne gagne rien à marchander avec ses devoirs.

La raison n'est vantée que par ce qu'elle est une cause de bonheur. Si par des efforts nous croyons nous soustraire à la nécessité, nous rachetons souvent dans la suite par une plus grande peine, celles que nous avons épargnées pour un temps.

Ecoutons l'indication de la Nature, c'est le plus court. Ce n'est pas ici le cas de dire, comme au sujet des modes : on fait ceci, ou cela passe, lorsqu'il s'agit de parures ; mais lorsqu'il est question de sa santé, puis de celle de ses enfans, ce sont deux choses trop importantes au bonheur pour les hasarder par imitation.

Je vois avec une douce satisfaction qu'un grand nombre de mères nourrissent avec facilité, et qu'ayant adopté les bons principes, elles n'éprouvent plus les difficultés si fréquentes, et qui causoient tant de maux lorsque je donnai la première

M

édition de l'*Avis aux Mères*. C'est cette remarque qui m'a décidée à supprimer dans cette dernière édition différens détails que je ne crois pas nécessaires, m'appercevant que les gardes d'à-présent se conduisent mieux que celles du temps où je publiai mon ouvrage pour la première fois ; il ne seroit pas juste de donner des suspicions sur celles qui agissent bien. D'ailleurs les mères sont plus en état de les juger qu'alors où il y en avoit très-peu qui nourrissoient leurs enfans.

J'ai vu un temps où on étoit persuadé dans les villes qu'il y avoit beaucoup de dangers à nourrir, parce qu'ignorant la cause des accidens, on les croyoit inévitables.

Les gardes d'*alors* accoutumées aux systêmes reçus, regardoient les

pratiques de la simple marche de la
Nature avec dédain et avec humeur,
cela les déroutoit, les contrarioit. Elles
ont par leur entêtement routiné causé
alors bien des maux dont j'ai été aver-
tie pour en arrêter les progrès. Elles
s'en sont irritées et ont tâché de persuader que je voulois me faire un état
de gouverner les femmes qui nourrissent; peut-être le croyoient-elles
elles-mêmes, ne pouvant comprendre
que quelqu'un soit capable de travailler sans aucune vue d'intérêt,
et cela par humanité. Si c'eût été là
mon objet, je mériterois moins de
confiance; mais je n'avois pas besoin
de cela. Les personnes, qui me connoissent, savent bien que lorsque je
donnai ma première édition, j'étois
à mon aise relativement à mon am-
bition, et que je n'ai jamais voulu

tirer aucun profit de mes observations : je me trouve bien récompensée par l'effet qu'elles ont fait. J'ai eu le bonheur de trouver plus d'un père qui m'ont dit : *Je vous dois mon enfant ;* et quelques jeunes personnes m'ont dit : *Je vous dois la force et la vie.*

NOUVELLES REMARQUES

Sur les petits accidens qui peuvent arriver aux enfans.

LES enfans qui ont appris d'eux-mêmes à marcher, c'est-à-dire ceux qu'on a laissés libres dans leurs mouvemens et dans leurs vêtemens, ne tombent pas pesamment comme ceux qu'on a gouvernés différemment, quand ils sentent, en commençant à marcher seuls, qu'ils perdent l'équilibre. Ils se baissent en devant, se posent sur les deux mains; et sans s'être heurté la tête, ils se relèvent seuls et ne crient point. La force et la souplesse de leurs reins leur permettent de se redresser, sans s'appuyer nulle part; leur adresse, dans ces cas, est amusante à observer.

On distingue, à leur allure, les enfans qui ont été mis en nourrice, de ceux qui ont été élevés et nourris par leurs mères; je ne m'y suis pas encore trompée, quelque potelés qu'ils soient. Ils sont plus lestes que ceux qui ont été gênés. Ces derniers, quand ils tombent, se font des bosses à la tête, et jettent de grands cris autant par peur que par cause de douleur.

Dans les cas de contusion, le sel ou le persil, qu'on est dans l'usage d'appliquer sur-le-champ, sont salutaires. Mais s'il arrivoit que par l'absence des parens, on eût négligé de remédier d'abord au danger de l'extravasation du sang, et qu'il y eût une inflammation formée, il ne seroit plus temps de mettre du sel, ce seroit alors poser du feu sur du feu. Toutes les fois qu'on a laissé le temps à l'inflammation de se former, les choses spiritueuses nuisent : ce sont, dans ces cas, les choses qui détendent qu'il faut employer.

Telle chose qui est bonne à une maladie ou une blessure, peut nuire à un autre degré du même accident. Voilà pourquoi il est dangereux d'adopter les remèdes que beaucoup de personnes citent, même avec raison, comme ayant très-bien guéri : ces mêmes remèdes ont pu être salutaires à une certaine époque, et nuire dans une autre.

Il seroit nécessaire qu'une mère de famille s'appliquât à distinguer les différens cas où il faut donner du ton aux vaisseaux, de ceux où il faut détendre les parties endommagées.

J'ai vu souvent des personnes qui refusoient de se servir de cataplasme de lait et de mie de pain, disant que cela fait aboutir. C'est un préjugé qu'il faut détruire.

Il ne s'établit jamais de suppuration, que lorsqu'il s'est formé une tumeur dans quelque partie. L'effet du cataplasme étant de détendre, ne peut donc pas avoir causé la tumeur, qui est la cause de cette suppuration.

Lorsqu'on applique un cataplasme sur un abcès déjà formé, ce n'est pas que l'on espère, par ce moyen, le dissiper sans aboutir. Il est formé, il faut qu'il ait son cours ; ce n'est que pour qu'il aboutisse plus promptement, et avec moins de douleurs. Voilà la conséquence que j'ai vu tirer à beaucoup de personnes.

« On a mis du cataplasme de lait

»sur une partie douloureuse ; cette
»partie a suppuré, donc le cataplasme
»fait aboutir».

Ou le cataplasme en est innocent ;
sans lui le mal s'est fait, et il auroit
abouti, mais plus tard et plus dou-
loureusement. Il auroit même pu
empêcher la tumeur de se former, si
on l'eût appliqué dès la première
minute de l'accident qui a causé
cette tumeur ; mais quand une cause
a eu le temps de produire son effet,
rien au monde ne peut faire que ce
qui est fait ne le soit pas : on ne peut
alors que soulager un peu, et le temps
fait le reste.

Il faut sur-tout remédier à tous
les maux dès le premier instant que
l'on s'en apperçoit ; car si on leur
laisse faire des progrès disant, *cela
ne sera rien*, ils sont bien plus longs

à guérir ; ce n'est pas mignardise, comme je l'ai ouï dire quelquefois, que d'éviter un mal, ou d'y apporter un prompt remède, c'est prudence : des maux négligés sont devenus incurables trop souvent.

Lorsqu'on emploie des infusions de sureau et autres, il faut les mettre sur de la mie de pain, et en faire un cataplasme qu'on met entre deux linges, le faire bien épais, et tiède plutôt que chaud, ce qui seroit dangereux. Les simples compresses se sèchent trop vîte, elles se durcissent. Il faut mettre la partie malade à l'air pour les remouiller, ce qui interrompt l'effet qu'on en veut obtenir et le retarde beaucoup. En cataplasme on évite ces inconvéniens ; des meilleures choses mal administrées, on n'obtiendroit pas un succès complet.

L'eau et le vinaigre en cataplasme, font un effet très-prompt pour ôter l'inflammation. J'ai guéri avec cela très-rapidement des brûlures, des engelures, qui duroient depuis long-temps, et une morsure de gros chien.

En cataplasme, le lait et la mie de pain sont préférables à la guimauve et à l'eau de graine de lin, dont je ne vois jamais un prompt effet; c'est sans doute parce que ces décoctions sont gluantes, qu'elles font colle, et bouchent les pores de la peau.

Lorsqu'une maladie s'annonce gravement, il est important de consulter très-promptement le plus habile médecin qu'on connoisse, parce que ce n'est que dans les premiers jours qu'on peut en prévenir le danger.

On ne peut pas tout dire, ni prévoir tous les cas; c'est aux bonnes mères de famille, qu'il appartient d'observer tout ce qui peut être utile à pratiquer, et ce qu'il faut éviter.

Les femmes pourroient être très-utiles à tout ce qui les entoure, en s'éclairant sur ce qui intéresse la santé ; en épargnant des maux, on est plus heureux soi-même.

Les femmes en couche, qui ne nourrissent pas, sont exposées pendant deux mois, sur tout en hiver, à éprouver un accident que les sages-femmes appellent le poil, lorsqu'elles se tiennent dans un endroit humide, ou qu'elles mettent les mains dans de l'eau trop froide.

C'est le lait qui remonte très-subitement à la tête et dans les seins, qui les emplit, et les gonfle au point de gêner le mouvement des bras. Le sein picote, on a un violent accès de fièvre qui dure ordinairement vingt-quatre heures.

On applique avec succès (si c'est dans le premier moment) sur le sein, des linges sortant de dessus les pots de beure salé après les avoir fait tiédir (on en trouve chez les épiciers) : ce remède est connu des sages-femmes. Je comprends la cause de son efficacité pour ce cas-là, et dans le premier moment où il n'y a encore aucune stagnation de lait qui ait pu former des engorgemens et de l'inflammation. Il ne s'agit alors que de donner du temps aux vaisseaux pour faire circuler le lait, c'est ce que produisent ces linges salés humides et tièdes.

Mais voici ce qu'il faut bien remarquer: ce même bon remède employé lorsqu'il y auroit eu un long séjour du lait sans qu'on l'eût évacué, et qu'il y auroit occasionné des grumeleaux douloureux et enflammés, seroit très-dangereux. C'est faute de distinguer les différens cas, que l'on voit les mêmes choses faire du bien aux uns, et du mal aux autres.

Il ne faut jamais mettre du sel qu'avant l'inflammation pour en détourner la cause (qui est la stagnation du lait dans les vaisseaux), ou après avoir bien détruit l'inflammation par des émoliens, et afin de redonner du ton s'il devient nécessaire.

Les femmes doivent bien prendre garde qu'on ne leur mette sur le sein rien qui soit trop chaud, cela causeroit de longs accidens. Il ne faut que dégourdir ou tiédir, suivant la saison, ce que l'on veut appliquer.

On peut suppléer aux linges de

dessus les pots de beure salé, en salant un cataplasme de lait et de mie de pain. Mais, je le répète exprès, il ne faut jamais employer le sel ni le safran, sans s'être assuré qu'il n'y a pas encore d'inflammation, autrement il deviendroit très-nuisible.

JE joins ici une épître récitée par un fils de quinze ans à sa mère.

Cette pièce est applicable à plusieurs mères qui ont mérité les mêmes témoignages de reconnoissance de leurs enfans. Il dépend de toutes les jeunes femmes d'obtenir, par la suite, de leurs enfans des expressions aussi vraies de leur attachement. Il s'accroît avec l'âge dans l'enfance; il n'est pas réfléchi : c'est dans l'adolescence qu'ils peuvent apprécier tous les services que nous leur avons rendus, et que les pères ou autres proches peuvent réussir à les mettre sur la voie d'exprimer leurs sentimens.

Plus jeunes, ils récitent comme des perroquets les complimens routiniers qu'on leur a appris par cœur, et ils les oublient ensuite sans avoir rien compris ni senti. Mais si les adolescens sont parvenus à motiver d'eux-mêmes leur attachement, c'est pour toute la vie qu'ils restent reconnoissans. Qu'il est doux d'avoir pour ami ses enfans! cela ne s'obtient qu'en s'y prenant assez tôt. Donner le jour à un individu, n'est point une vertu; lui procurer la subsistance, n'est que le devoir; mais cette tendre sollicitude, ces soins actifs et continuels jour et nuit, ces privations volontaires que les bonnes mères s'imposent, par ce vif et généreux intérêt qu'elles prennent au sort de leurs enfans, cet amour maternel qui les porte à faire leur étude des soins les mieux entendus pour le bonheur de leurs élèves : voilà les vertus qui méritent d'obtenir l'attachement le plus durable : cet attachement d'un fils, en âge de raison, récompense de tout ce qu'on a fait, et console des peines que le sort a pu nous faire éprouver. Il nous fait connoître le bonheur : on peut m'en croire, je l'éprouve.

ÉPITRE A MAMAN.

Mon aimable maman, c'est le jour de ta fête,
Que ton heureux enfant voudroit orner ta tête.
Jouissant par tes soins d'un sort délicieux,
Par un nouveau bienfait daigne agréer mes vœux.
De toi je tiens le jour ; mais c'étoit peu de naître,
Mon bonheur a voulu que je reçusse l'être
D'une mère accomplie, et dont les tendres soins
Ont, dans tous les instans, prévenu mes besoins :
Qui, sachant s'élever au-dessus de l'usage,
Ecoutant la Nature et les avis d'un sage,
M'a nourri de son lait, et c'est sur ses genoux
Que j'ai pu savourer le nectar le plus doux.
Elle m'a cultivé comme une jeune plante.
Elle écarta l'erreur de ma raison naissante.
Ses lèvres, sur mon front, s'appliquoient chaque
          jour ;
Papa disoit de nous, c'est Vénus et l'Amour.
En lui tendant mes bras, je m'élançois vers elle,
Certain d'en obtenir une faveur nouvelle.
   J'étois heureux dès-lors sans l'avoir mérité,
Maintenant satisfait de ma félicité,

Je veux m'en rendre digne en mon adolescence,
Et t'imiter en tout avec persévérance;
Pratiquer tes vertus, te consacrer mon cœur;
Je te dois ma santé, ma force, mon bonheur.
Permets donc que ma main de ces fleurs te cou-
        ronne;
Le sentiment me guide, et Thémis me l'ordonne.

F I N.

FIN DE LA TABLE.

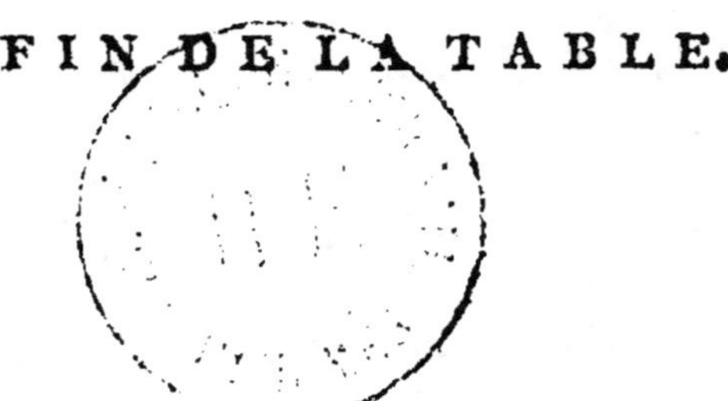

DE L'IMPRIMERIE DE CRAPELET.

AVIS

AUX

MÈRES,